進階擬真教學
之應用與實務

五南圖書出版公司 印行

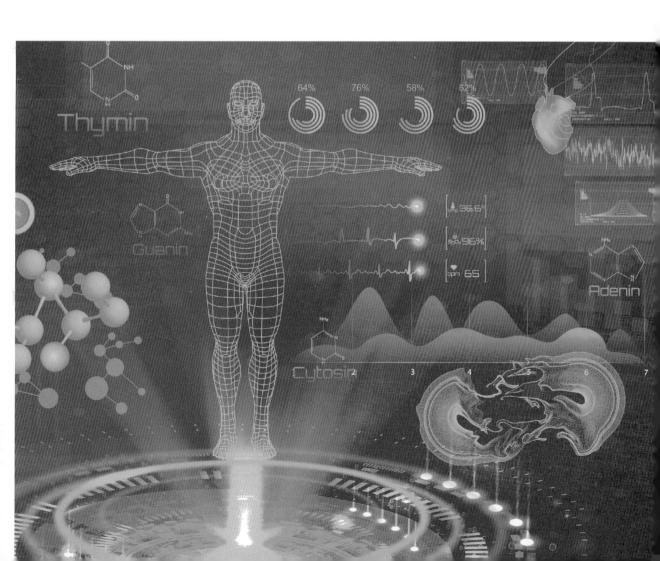

作者簡介　（依姓名筆畫排序）

1　李玉霞 督導

馬偕紀念醫院護理部督導
馬偕醫護管理學校兼任講師

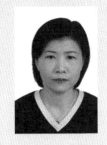

2　李俊偉 醫師

馬偕紀念醫院心臟內科資深主治醫師
馬偕紀念醫院前18病房主任

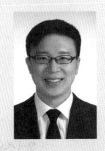

3　林慶忠 醫師

馬偕紀念醫院胃腸肝膽內科資深主治醫師
馬偕紀念醫院臨床技能中心主任
馬偕紀念醫院醫學教育部副主任
馬偕醫學院專任副教授

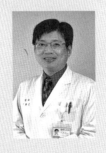

4　高宗瑋 標準化病人

馬偕紀念醫院標準化病人訓練師
馬偕紀念醫院標準化病人
安寧腫瘤學會標準化病人
心理腫瘤協會標準化病人
預立醫療標準化病人

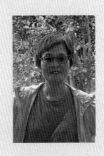

5 陳席軒 醫師

馬偕紀念醫院胃腸肝膽內科資深主治醫師

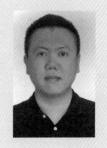

6 陳昭賢 醫師

馬偕紀念醫院胸腔內科資深主治醫師
馬偕紀念醫院亞急性呼吸照護中心病房主任
馬偕醫學院兼任臨床講師

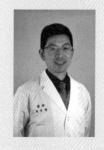

7 張雅惠 藥師

馬偕紀念醫院藥劑部臨床藥學科主任
馬偕醫學院兼任助理教授

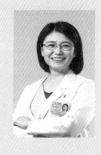

8 程素玲 呼吸治療師

馬偕紀念醫院 呼吸治療前技術主任
馬偕紀念醫院 呼吸治療資深呼吸治療師
長庚大學、臺北醫學大學、輔仁大學 呼吸治療學
系臨床實習指導教師

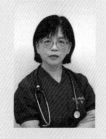

9 黃敦頌 醫師

馬偕紀念醫院一般外科資深主治醫師
馬偕紀念醫院淡水外科加護病房主任

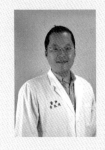

10 劉家源 醫師

馬偕紀念醫院胃腸肝膽科資深主治醫師
馬偕紀念醫院內科部主任
馬偕醫學院醫學系內科學科主任

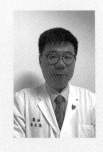

11 簡世杰 醫師

馬偕紀念醫院心臟內科資深主治醫師
前馬偕紀念醫院重症醫學科心血管加護病房專責主
治醫師

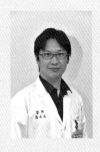

12 羅惠群 諮商心理師

馬偕紀念醫院協談中心諮商心理師
國立臺灣師範大學教育心理與輔導學系兼任講師
馬偕醫學院全人教育中心兼任講師
台北市康復之友協會常務理事
中華民國諮商心理師公會全國全聯會理事

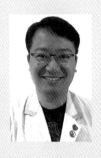

出版序

隨著病人安全成爲臨床醫療工作的重點目標，如何才能夠培養出具備完整，且具有正確執行臨床醫療工作能力的醫學教育，將面對更困難的挑戰。傳統醫學教育採行師徒制的"See One, Do One, Teach One"模式，對於只有觀察過（See One），但是還沒有執行經驗（Do One）的學員，如何才能夠學習到安全度過這個關卡（具有成功執行經驗）是一個亟需克服的障礙。這個關卡無論是訓練在學校期間的UGY，或是應用在訓練已經畢業且取得證照之後的PGY，甚至是已經取得專科醫師證照的資深醫師，或是其他醫事職系同仁，都是現代醫學教育需要面對及處理的重要挑戰。參考國內外的醫學教育文獻，採取模擬方式的擬眞訓練，是克服這個關卡的一種有效方式。此外，早期的訓練課程較偏重對學員的訓練、學習及成長之評估；而目前建立訓練計畫時也需同時考慮，師資培育對訓練計畫的重要性。規劃良好的師資訓練，是任何課程都不能忽視的要點。

本書是本院擬眞訓練系列叢書的第三本，在這本書中想要與讀者們分享的內容，除了受訓學員的年資提升外（受訓學員的資歷，由第一本書的PGY，第二本書的剛開始接受內科重症訓練的資淺住院醫師／急診與麻醉住院醫師，提升到即將取得或已經取得，專科或次專科證照的資深住院醫師，甚至到達主治醫師），本書也將應用擬眞訓練的職系廣度，擴大到非醫師的其他醫事職系。然而因爲受到篇幅的限制，所以在本書的第三部分中，將先以本院最早將擬眞訓練運用之成果，在學術會議或是專業期刊，進行海報或論文發表的三個醫事

職系（護理部、藥劑部及呼吸治療）與讀者分享，不同醫事職系將擬真訓練應用在教育訓練、評量及師資訓練的經驗。

　　過去國內的模擬醫學教育書籍，多數是與醫學生準備之醫師國考OSCE相關，較少是專科或是次專科的模擬醫學書籍。本書的第一個章節中，胃腸肝膽內科團隊，除了分享如何運用模擬醫學學習及引進新技術外，也將這些擬真訓練相關成果發表在國外期刊。並基於前述醫學論文發表的成果，稍後在台灣消化系內鏡醫學會的支持下，發展成為例行性的內視鏡基礎模擬訓練課程。這個章節想要演示的是，如何可以發展與建立有實證基礎的模擬訓練課程。而在本書第一部分的二個章節中，一般外科的黃敦頌醫師，則是運用不同模擬器，執行本院外科部的微創訓練，做了詳細的說明及分享。

　　在本書的第二部分，延續在第二本書中的內科部重症模擬醫學訓練課程，針對第二年結束將要晉升到第三年的資深內科住院醫師，在訓練過程中可能會遇到較困難、複雜或危險的治療及場景，規劃設計了五個題目。此訓練課程的發展，依然如同第二本書的初階重症模擬醫學訓練課程，參照約翰‧霍普金斯大學Patricia A.Thomas等人出版的醫學課程開發的六步法進行規劃，並將執行概況及成效分析列在第八章，期待讀者能在感受我們的團隊，是如何基於初階課程的設計及執行，進而發展本書中的進階課程，最終能夠以安全的擬真訓練，加速資深內科住院醫師的成長。

　　在第三部分中，護理、藥劑及呼吸治療三個職系，代表本院的其他醫事職系，分享他們運用擬真教育方式的得獎教案。相信醫事職系的讀者在看過這

三個章節後，應該很容易被說服，擬眞教學是可以運用在不同醫事職系，達到訓練及評量的目標。此外，第九章的教案，是運用OSTE（Objective Structured Teaching Examination：客觀結構式教學測驗）對教師進行評量。本系列叢書主要是以受訓學員爲訓練目標，但成功的訓練不可或缺的另一個重要角色是教師，所以在這個章節，我們分享護理部得獎的教案，希望能夠讓讀者了解，擬眞訓練的目標對象，並不只限於學員。

期待隨著本系列叢書的出版，本院的各職系、各臨床科部，逐步分享他們在醫學教育部及臨床技能中心等院方教學單位的協助下，所設計及發展的各層級及各類型擬眞訓練課程，能夠讓讀者籍由這個系列叢書，了解本院多年來在模擬醫學訓練領域的規劃及成果，也期待這些分享能夠得到從事醫學教育工作的同好們的認可，並肩攜手開展新世代的擬眞醫學教育。

馬偕紀念醫院總院院長　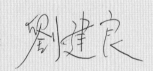

馬偕紀念醫院進階擬眞教學之應用與實務

擬眞教學是目前醫學教育常用的重要工具，而本系列叢書的出版，是要與讀者們分享，本院各臨床科別醫師與各醫事職系同仁在引入擬眞教學後的成果及經驗，並期待能夠回應及滿足讀者們對於擬眞教學的疑問及需求。

過去的三年全球都籠罩在新冠肺炎疫情的陰影下。不只是臨床醫療工作嚴重受到干擾，醫學教育的執行也受到重大的影響。一個普遍觀察到的現象是非疫情相關的臨床工作量，在疫情嚴重時會明顯減少，進而影響到學員之學習的機會與精熟的速度。正如在本書第一部分第一章節中所展示的消化道內視鏡基礎治療術式，以擬眞教學的方式可提供初學者安全的方法與較短的訓練時間，達成接近傳統方式學習的成效。參考這樣的模擬訓練模式將對於學習量減少的狀況，有正向提升成效的機會。

容我向諸位再次推薦本院擬眞醫學教育叢書中的第三本。書中各章節的作者，都是本院該醫師專科或醫事職系中在擬眞教學有豐富經驗的專家。本系列叢書的出版目標，除了期待讀者們能藉由作者們的分享，獲得規劃及執行擬眞醫學教育訓練的相關知識和技能，進而能夠在教學實踐中提升學員的學習成果，達到精進醫療品質及強化病人安全的目的。

馬偕紀念醫院總院副院長　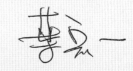

目錄 | Contents

出版序 / 劉建良院長　Ⅴ

推薦序 / 葉宏一副院長　Ⅷ

PART 1 ➠ 內視鏡模擬及微創訓練　　　　　　　　　**1**

前　　言　　模擬訓練在本院消化系次專科醫師學習與研究之示
　　　　　　例 / 內科部主任：劉家源醫師　　　　　　　2

Chapter 1　模擬醫學在消化道內視鏡術訓練之應用 / 胃腸肝膽
　　　　　　內科：劉家源醫師　　　　　　　　　　　5

Chapter 2　微創模擬訓練 / 一般外科：黃敦頌醫師　　　33

PART 2 ➠ 重症醫學擬真教案撰寫及執行概況與成效　**41**

前　　言　　內科部進階重症醫學模擬訓練課程之緣起 / 內科部
　　　　　　主任：劉家源醫師　　　　　　　　　　　42

Chapter 3　心跳停止之低溫療法 / 胸腔內科：陳昭賢醫師　45

Chapter 4　主動脈氣球幫浦以及暫時性心律調節器基本概念及
判讀／心臟內科：李俊偉醫師　　　　　　　　　　　99

Chapter 5　外科急會診事件與 CPR 後沒 ICU 病床之緊急處置
／重症醫學科：簡世杰醫師　　　　　　　　　　　121

Chapter 6　腹水放液穿刺／胃腸肝膽內科：陳席軒醫師　　　149

Chapter 7　CU 腦死病患之器官勸募／
醫學教育部：林慶忠醫師
諮商心理師：羅惠群
標準化病人：高宗瑋　　　　　　　　　　　　　169

Chapter 8　重症醫學模擬訓練工作坊執行概況與成效分析／心
臟內科：李俊偉醫師　　　　　　　　　　　　　197

PART 3 ➡ 醫事職類模擬訓練　　　　　　　　　　　　　201

Chapter 9　護病溝通困境指導／護理部：李玉霞　　　　　203

Chapter 10　病人訴怨處理與溝通／藥劑部：張雅惠　　　　223

Chapter 11　高擬真 OSCE 於呼吸治療評量與教學的應用／呼吸
治療：程素玲　　　　　　　　　　　　　　　　241

PART 1

內視鏡模擬及微創訓練

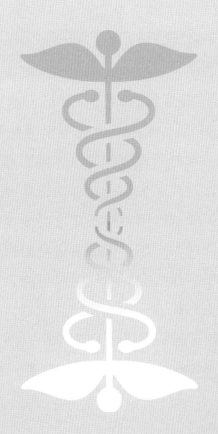

前言

模擬訓練在本院消化系次專科醫師學習與研究之示例

馬偕紀念醫院內科部主任、馬偕醫學院醫學系內科學科主任：劉家源醫師

　　隨著醫療的快速發展，醫師臨床服務分科已超越過去的專科醫學領域（例如內科、外科等），進入到不同次專科（胃腸肝膽內科、一般外科等）的特殊醫學領域。因著執行各次專科醫療所需的特殊專業能力不同，醫學教育也需要因應發展出，符合各次專科臨床服務需求的不同訓練目標。

　　在以下兩個章節，我們將分享本院胃腸肝膽內科與一般外科，運用模擬醫學訓練，來協助次專科醫師學習訓練，與相關研究發表的經驗。在進入以下章節前，有幾點想先向讀者們說明。其一，並非只有胃腸肝膽內科，與一般外科這兩個次專科，運用模擬訓練來幫助學習。本院還有許多其他次專科，也已將模擬醫學訓練加入訓練計畫中。礙於篇幅所限，本書只以這兩個次專科的部分模擬訓練作為示例。其次，目前國內外的許多專科或次專科醫學會，除了以模擬醫學課程，作為該學會的訓練或考照資格認定之必要項目之外，也逐漸開始在執照考試或認證課程中，加入模擬器或模擬醫學方式進行評核。最後一點是，模擬醫學訓練的發展與建立，可能會需要不同於一般臨床工作所需使用的環境與設備。本院在建立次專科模擬醫學訓練的過程中，醫學教育部（臨床技能中心）與醫學研究部（動物實驗室），提供了適合的空間、模擬訓練必須使用之設備、支援學習人員等協

助。更重要的是，這些跨部門同仁提供了，影響模擬醫學訓練可行性與成敗之關鍵技術與申請法規之協助。作為示例的兩個次專科之模擬醫學訓練，就是在這許多幕後無名英雄的協助下，才能順利執行相關訓練與研究，在此特別表示感謝。

Chapter 1

模擬醫學在消化道內視鏡術訓練之應用

馬偕紀念醫院胃腸肝膽內科資深主治醫師：劉家源醫師

1-1 為何消化道內視鏡術之學習需要模擬醫學訓練

一、消化道內視鏡術式的發展與教學需求轉變的背景

近年來，消化道內視鏡術無論是在種類或是使用的適應症上，都有大幅度的成長。早期的消化道（軟式）內視鏡術種類較少，且主要是診斷性術式（如上消化道內視鏡術（Esophagogastroduodenoscopy, EGD），也簡稱為胃鏡檢查；大腸內視鏡術及乙狀結腸鏡術（Colonoscopy & Sigmoidoscopy）；經內視鏡逆行性膽胰管攝影術（Endoscopic Retrograde Cholangio-Pancreatography, ERCP）及內視鏡超音波術（Endoscopic Ultrasonography, EUS））。因應臨床醫學的需要及科技的快速發展，現在已經發展出可以完成全小腸檢查單氣囊/雙氣囊小腸內視鏡術（Single/double-balloon enteroscopy）；可以用細徑內視鏡進入膽道進行檢查的直接經口膽道鏡術（Direct Per-oral Cholangioscopy, DPOCS）；經由內視鏡超音波導引，可以直接以細針穿刺進行抽吸細胞檢查或切片檢查（EUS-FNA or FNB, EUS-guided Fine Needle Aspiration or Fine Needle Biopsy）。治療性內視鏡術式的發展，更是大幅開拓消化道內視鏡術式使用的狀況。目前，這些新的

診斷性內視鏡術式，已經廣泛運用於臨床工作中。

　　除了前述診斷性內視鏡術式的種類增加以外，消化道內視鏡術的另一個轉變，就是快速發展的眾多治療性內視鏡術（Therapeutic endoscopy）：例如以氬氣電漿凝固法或止血夾進行內視鏡止血（Hemostasis with Argon Plasma Coagulation (APC) or Hemoclip）；食道靜脈瘤結紮術（Esophageal Variceal Ligation, EVL）；息肉切除（Polypectomy）；內視鏡黏膜切除術（Endoscopic Mucosal Resection, EMR）；內視鏡黏膜下剝離術（Endoscopic Submucosal Dissection, ESD）；內視鏡施行食道擴張術及支架置放（Endoscopic esophageal dilatation & stent placement）；內視鏡異物摘除術（Endoscopic foreign body removal）；十二指腸部壺腹歐迪氏括約肌切開（Endoscopic sphincterotomy / Endoscopic papillotomy）；總膽管結石碎石術（Mechanical lithotripsy of CBD stones）；經內視鏡膽道引流術（Endoscopic Retrograde Biliary Drainage, ERBD）等等。這些進階治療性內視鏡術式，相較於傳統手術治療方式，因為可能有較短的恢復期，較低的侵犯性，併發症及可能較少之死亡率，目前已經被大量運用在臨床場域中[1]。

　　然而，隨著診斷性內視鏡術式的種類持續增加，與治療性內視鏡術的快速發展與複雜化，消化道內視鏡術學習困難度逐漸增高，或要精熟某項內視鏡術式的學習所需時間逐步延長，對學員可能會形成壓力及挫折，甚至可能會對持續學習失去動力。如果一直沒有發展出有效的解決方式，前述學習種類增加與複雜程度上升的現況，對於未來的消化性內視鏡術的學員之學習與成長，將可能有嚴重的負面影響[2,3]。

二、傳統消化道內視鏡術學習方式的優點與潛在困難點

　　雖然消化道內視鏡術有著前節所述眾多的發展及進化，但內視鏡術的教學模式似乎沒有明顯改變。傳統的消化道內視鏡術之學習，地點通常是在內視鏡室，執行方式是由指導者與學員，經由直接觀察，或協助執行對病患的檢查及治療的過程來學習。指導者通常會將複雜的內視鏡術，區分成多項分解動作進行教學，建立基本概念。當學員累積足夠基本技巧後，在指導醫師的監督與協助下，以先前的示範與當場之口頭溝通，逐步學習執行這項技能的必要能力。這種學習模式，可被稱為師徒制或學徒制（Master apprentice model, or apprenticeship model）。

　　傳統的消化道內視鏡術教學模式的優點在於：通常是由具有豐富經驗之內視鏡專家擔任指導者，直接在實際工作場域，一對一的指導，進行臨床學習（See one, do one and teach one），學員也可以得到指導者的即時回饋[1,4]。至於如何認定學員是否學會此項技術，傳統的認定方式通常是以受訓的年限，及特定內視鏡術式的學習案例數。當學員的學習時間與學習案例數，達到原先預設的目標時，就算完成訓練[2]。

　　這種傳統的師徒制內視鏡學習模式，可能會遇到下列的困難點：首先，豐富經驗的消化道內視鏡術專家，並不一定是一位受過師資培育，且具有教學能力的老師。即使指導者自己可以完美的執行這個術式，但這並不代表指導者有能力把整個複雜術式，適當的加以解構，分成多個易於學習的單一步驟。此外，指導者是否能以口頭說明或實際示範的方式，清楚傳達這些單一步驟的要點，及能夠精確指出學員在執行內視鏡術的問題，與引導學員找出有效的修正方式，是應該要被確認的。第二個可能的困難點是，由於傳統上的消化道內視鏡術的

教學，是直接在臨床工作中學習，而這種學習方式會受限於病患的安全及舒適的考量，指導者可能需要接手完成檢查或治療，而無法讓學員完成學習。第三個可能的困難點是，在實際的臨床工作時，有經濟效益的考量。內視鏡室的排程通常不會有太多空檔，所以學習的過程還要考慮到時間壓力。受限於時間問題，指導者通常無法反覆示範或讓學員重複演練。第四個可能的困難點是，傳統學習模式由於具備前述多重因素（包括時間壓力、病患安全性等），屬於高壓學習環境。指導者此時的任何回饋或指正，都可能會對學員形成新資訊或認知的過度負荷（Overload of new information; cognitive overload）[5]，這種狀況對初學者尤為不利。第五個可能的問題是，前述傳統教育與學習的方法，對學員是否已經具有與掌握，執行某項內視鏡術式之精熟能力，進行準確及客觀評估，是極具挑戰的工作[4]。

然而，在此想特別要釐清的是，提出上述傳統教學方式的困難點，並不表示這種傳統內視鏡學習模式在未來並不適用。傳統內視鏡學習模式的優點，已經在本節的開始做了簡要的說明。我們只是希望提醒消化道內視鏡術訓練計畫與課程的規劃者與指導者，在進行教學前與正在教學時（尤其是面對初學者時），留意前述提及的困難點，預先進行教學前的準備與教學後的檢討。在未來的世代，無論是源於住院醫師工時規範的學習時間限制，或是源於內視鏡術式的日益複雜，過去那種以固定訓練年限，或是學習案例數來認定學員是否具有足夠的專業能力，必然需要面對其局限性與困難性。

近年來，醫學教育除強調以病人為中心（Patient-centered quality）外，對於學員是否達到符合能力本位教育目標的要求（Competenc-based medical education），將是臨床醫學教育的重要指標。在內視鏡術式學習的三種面向，除了認知能力（Cognitive:

knowledge and recognition）較可由閱讀與觀賞影片獲取外，執行技能（Psychomotor (skill) or technical）與綜合能力（Integrative competence (expertise and behavior)）是需要有安全的練習與操作訓練及考核環境，才能被直接觀察與評估。這個困難點，在伴隨著診斷性內視鏡術式種類增加，及治療性內視鏡術式的複雜與困難化，新世代的消化道內視鏡術學員的學習門檻的確逐步被提高[4]。在本文後續的討論中，參考文獻檢索的資料，整理出運用模擬器（Simulator）的教學模式，可能有機會協助學員（尤其是初學者）在教學目的與教學方式設計良好的課程中，營造出安全且低壓的學習環境，讓學員能夠反覆練習不了解或不熟悉的特定步驟，有效吸收來自指導者提供的重要指正及學習訊息，以期能快速通過這段青澀的初始學習階段[1,3,4]。

三、克服前述學習的潛在困難點之可能方案：模擬醫學訓練

美國消化系內視鏡醫學會（ASGE）及世界內視鏡協會（WEO）於2016年2月5～7日，在美國伊利諾州的Downer Grove 之ASGE的Institute for Training and Technology (IT & T)，針對消化系內視鏡術的訓練原則（Principles of endoscopic training），召開了一次國際性研討會，邀請美國與世界各國內視鏡教學領域的專家與課程主持人，廣泛的討論與消化系內視鏡術教學相關的重要議題（包括如何訓練指導者、課程設計與架構、教學成效評估、如何發展出有效教授認知與技能相關能力等等，共計有15項重要教學議題的建議）。這次會議的結果，於2019年以ASGE的White paper型式發表在GIE上[5]。

這個會議的結論中提出，面對新的內視鏡醫療技術世代來臨，我們除了檢討過去的學習模式，同時也應該評估這種學習模式是否能夠

符合未來的需求。如果無法完全滿足新技術世代的內視鏡醫療需求，課程主持人與教師就應嘗試發展新的訓練方法，才能幫助新世代的消化系內視鏡學員，能更快速與更有效率的學習與成長，追上日益增高的技術門檻[2,3]。在這個會議的結論中，世界各國的內視鏡教學專家與課程主持人之共識之一，是以良好設計與規劃之模擬醫學訓練與課程，來改善與強化消化系內視鏡的教育與學習[5]。

　　這些專家的共識指出，如果選擇適當模擬醫學訓練模具（亦可稱為模擬器），有可能在安全的學習環境中（Risk free），規劃不同於傳統高壓的臨床工作之學習環境，設計出以學員為中心（Leaner-centered）的課程。這樣的模擬醫學訓練課程規劃，在過去的研究中已經被證明，尤其在內視鏡術式學習的初起階段，在指導老師的協助下，運用模擬醫學訓練模具，讓學員有機會針對內視鏡的特定步驟反覆進行訓練。除了可以縮短學員學習與掌握特定內視鏡術式所需基礎技能的時間，也可降低操作次數對學習效能的影響[5]。

四、簡介消化道內視鏡術式使用的不同種類模擬器

　　模擬器（Simulator）是泛指，設計用於重現某種特定狀況或特殊情境之設備或設施，它目前已經被廣泛運用於許多不同領域。由於航太領域使用之模擬器有極高的擬真度，可以虛擬出與真實由滑行到飛行期間，幾乎完全相同的駕駛艙之不同情境與狀況，各國的航空訓練單位與飛行安全管理機構，普遍以模擬器來訓練與測試，飛行機組成員由正常的起飛巡航降落，到各種飛行中可能突發的災難狀況（包括飛機本身與外界環境）之處理標準流程，與評估飛行機組成員在非預期突發故障之應變能力。航太領域模擬器能夠就前述各項場景，讓飛

行機組成員重複進行練習，所以航太領域模擬器除了是訓練飛行機組成員的重要設施外，它也是對飛行機組成員專業資格考核，與提升航太安全不可或缺的重要工具[3]。

　　消化道內視鏡術式使用的模擬器，常見的大致上可以分成下列四種：機械模型模擬器（Mechanical simulator）；電腦架構或虛擬實境模擬器（Computer-based simulator or virtual reality simulator）；離體動物組織模擬器（Explanted simulator；亦被稱為Composite animal organ simulators using explanted organ 部分動物器官移出模擬器）與活體動物模擬器（Live animal simulator）。各種消化道內視鏡術式模擬器的特色簡述如下：

1. 機械模型模擬器：通常擬真度較差，用於訓練特定步驟操作；組織反饋明顯異於實際內視鏡術之執行狀況。這類模擬器通常耐用度較佳，購入後可以使用較長時間，並可以視需要移動到不同地點進行操作。

2. 電腦架構或虛擬實境模擬器：早期受到電腦效能限制擬真度並不佳，但近年來隨著影像處理晶片的處理速度，與各種成像技術快速發展，目前影像擬真度已有明顯改善，但組織反饋仍與實際內視鏡術式執行有差距。雖然不需搭配內視鏡主機，然初期購入整套電腦架構或虛擬實境模擬器之成本較高（數百萬元臺幣以上）。通常會有較多模組，可被用於訓練較多種內視鏡術式。可以讓學員重複執行次數較多，且通常有電腦評估或自動計分功能，有利於客觀記錄與評估學員的學習曲線。未來有機會以軟體更新方式，擴展可訓練與測驗之內視鏡術式步驟與操作的種類，但這種軟體更新通常需要額外付費，也會增加維護及持續使用的成本。

3. 離體動物組織模擬器（或稱為部分動物器官移出模擬器）：這種模擬器通常是在特定機械架構上，由販賣原本作為食材的店鋪，購入適當部位之動物腸胃道組織，組合成模擬實際內視鏡術式執行之環境。國外有專門販售預先處理好之動物腸胃道組織，與特定機械架構所組成的模擬器。雖然品質較穩定，但是整具模擬器之價格，就會較自己由食材店鋪購入高，且目前在台灣並無代理商引進。如果自己製作這種模擬器，雖然成本較低，且可因應課程需求，設計用於不同內視鏡術式之模擬器。但需注意的是，由食材店鋪購入的動物腸胃道組織無法保存太久，目前處理需要累積相當經驗，才能穩定製作組織反饋與擬真度較佳之模擬器。此型模擬器的另一個優點是，使用原本用做食材的腸胃道組織，較沒有倫理相關議題。

4. 活體動物模擬器：此模擬方式雖然有更接近實際執行內視鏡術式的影像擬真度與組織反饋，及可以對內視鏡術式之併發症，與對其他器官之影響有更完整的評估之優點，但請務必注意如果使用活體動物，需要符合活體動物實驗相關的倫理規範，與執行前須通過動物實驗委員會許可申請的限制。這種模擬器只能在有農委會認證許可之動物實驗室，依據事前經過該機構動物實驗委員會通過的計畫與流程，且由具有通過動物實驗訓練相關資格者執行。所以不只執行費用會較第3種模擬器高，且因為有倫理的考量，必須有其他模擬器無法替代的原因，才可能有機會通過動物實驗委員會的審查。此外，不同動物之間的解剖結構存有差距，這也是在設計活體動物實驗時，要考量的要點[5]。

五、目前消化道內視鏡術的模擬醫學訓練課程在歐美執行的經驗 與遇到之困難

消化道內視鏡術的模擬醫學訓練除了選擇適當的模擬器，整體模擬醫學訓練課程的規劃，與模擬醫學訓練課程的指導者之訓練與共識，都對整個訓練計畫之成效有重大的影響。指導者需要能夠掌握模擬醫學訓練的教學目標，即時進行回饋與分享，給予形成性（Formative）評量，這些指導者應具有的能力，都會對這種學習方式的成效，有重大的影響。

此外，由於模擬醫學訓練受限於經費、師資與課程規劃等問題，雖然2012年ASGE就期待，以模擬醫學訓練來減少25％傳統訓練模式所需的案例，但是目前尚無達成這個目標所需的配套與資源。目前在美國內視鏡醫學會之學員，能夠接受模擬醫學訓練的項目與時間仍然相當有限。在歐洲的情況也是類似，2019年在法國的一個研究指出，大約只有40％左右的內視鏡學員接受過模擬醫學訓練[4,5]。

最後，雖然前面的陳述，指出模擬醫學訓練在消化道內視鏡術學習的潛力、重要性，與期待可能達成之目標。但有一點想要提醒的是，消化道內視鏡術模擬醫學訓練相關的研究，目前較多的證據是對學習初期階段學員的成效與影響較明顯。相關研究同時指出，如果只使用模擬訓練，無法完全取代傳統消化道內視鏡術的臨床學習。較合理的期望，是規劃與選擇適當的模擬醫學訓練，結合實際醫療場域執行的消化道內視鏡訓練課程，期待能夠以較少所需經歷的臨床個案數，就能夠達到預設學習目標。在世界各國逐步實施住院醫師工時規範後，受訓學員之學習時間受到嚴格限制。此外，在過去三年中，全球籠罩在疫情陰影下，消化道內視鏡受訓學員在面對減少學習個案的

臨床實際困境時，模擬醫學訓練或許是一種加速提升受訓學員學習成果的可能方案。

1-2　馬偕紀念醫院胃腸肝膽內科的模擬訓練與其相關研究之回顧

一、本院傳統的內視鏡模擬訓練

本院胃腸肝膽內科之消化道內視鏡術式的學習，通常開始於第三年住院醫師選定次專科後，到擔任第一年胃腸肝膽內科受訓學員，開始學習內視鏡的基本操作。負責訓練的指導老師，會請學員到本院的臨床技能中心，借用塑膠製的假體（如圖1-1： KOKEN LM022；屬於前述第1類的塑膠質料之機械模型模擬器 (Mechanical simulator) ），在師長的指導下，以臨床使用的內視鏡來學習基本操作（包括前進、後退、轉向、迴轉與穿過狹窄部位等）。在經過消化道不同部分時，學習觀察正常結構，與當以內視鏡觀察到可能的異常病灶時，如何控制內視鏡將異常病灶放在適當距離的視野中心，學習記錄（如繪圖或照相），及以文字描述所觀察到的結構或病灶的異常。

然而，由於這類依照消化道結構設計之機械式模擬器（混合金屬與塑膠等質料）材質通常較硬，操作內視鏡時的手感與組織的反饋，與在人體真正執行之感受相距很大。此外，這類機械式模擬器可以觀察的病灶是固定的，且通常沒有進一步練習治療性內視鏡術式的機會。傳統上受訓學員只在剛開始學習某項內視鏡術式時，才會使用這類機械式模擬器，在指導者的說明與示範後，開始進行練習。由於操作與回饋感與實際在人體執行內視鏡術式有明顯落差，所以學員在學

習到基本操作與觀察技能後，就很少會再使用這類機械式模擬器，通常會以臨床案例直接進行後續診斷與治療性內視鏡術式之學習。

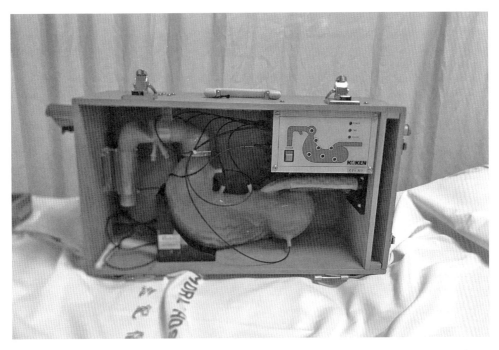

圖 1-1　KOKEN LM022，屬於機械模型模擬器（mechanical simulator）

二、在引進早期消化道癌症之內視鏡診斷與治療技術時，開始發展的內視鏡模擬器

隨著消化道早期癌症的研究與診療技術的快速發展，它逐漸成為各醫學中心的消化道內視鏡領域的重要臨床發展課題。本院的胃腸肝膽內科在2006～2008年，指派兩位科內在治療性內視鏡領域表現積極優異的同仁，前往日本國立癌病中心（National Cancer Center Hospital, NCCH），學習影像強化內視鏡術（Image Enhanced Endoscopy, IEE）、內視鏡黏膜切除術（Endoscopic Mucosal Resection, EMR）及

內視鏡黏膜下剝離術（Endoscopic Submucosal Dissection, ESD），這些消化道內視鏡在診斷及治療早期消化道癌症的重要技術。

相較於傳統診斷性內視鏡術，影像強化內視鏡術能夠提供較較佳的早期消化道癌症之偵測、病理組織分化程度判斷、邊界辨識與侵犯深度評估等後續診療所需的重要臨床訊息。但無論是傳統的色素染色內視鏡（Chromoendoscopy），或是當時較為新穎的內視鏡診斷方式（如窄頻光頻影像 (Narrow Band Imaging, NBI)、螢光染色內視鏡 (Auto-fluorescence Image, AFI)，雷射共軛焦顯微內視鏡 (Laser scanning confocal microscopy) 等內視鏡術），操作者都需要對內視鏡有較佳的控制能力（尤其在使用放大內視鏡 (Magnifying endoscopy)，對疑似病灶進行觀察），需要在適當的附件（如遮光罩 (Hood)）協助下，精確控制內視鏡與病灶之距離，才能以高放大倍率內視鏡進行影像觀察與診斷。

在確定有消化道早期癌病灶之後，並以影像強化內視鏡術估計其病理組織分化狀況、邊界範圍與侵犯深度後，下一個挑戰是，是否能夠以進階治療性內視鏡術式，對此病灶進行完整且安全的切除。部分較小的突起性病灶，或許有機會用息肉切除術（Polypectomy）或內視鏡黏膜切除術（EMR）進行切除。但對於較大或平坦型的消化道早期癌病灶，內視鏡黏膜下剝離術（ESD），能以內視鏡提供較高的完整與一次性成功切除病灶之機會。然而，內視鏡黏膜下剝離術的操作，較其他治療性內視鏡術複雜，困難度明顯較高。此外，它還需要反覆切換使用多種不同治療器械（如進行病灶邊界標記使用的氬氣電漿凝固術 (Argon plasma coagulation) 探頭；以注射針將含有染色液的溶液準確注射將黏膜下層隆起；以電刀沿病灶周邊環形切開黏膜；選用適當的電刀進行黏膜下剝離；視狀況調整電燒機的設定與適時選用不同

止血工具（如電燒止血鉗 (Coagrasper) 等）。由於內視鏡黏膜下剝離術需要反覆切換前述多種器械，操作時間也明顯較長，除了操作醫師需要有精熟的治療性內視鏡術式操作能力以外，操作醫師與助手們之間，也必須有良好的團隊合作默契與互動，才能使內視鏡黏膜下剝離術的成功率提升與併發症降低。

　　為了順利引進這些診斷及治療早期消化道癌症的重要技術，並且降低在治療病患時可能的發生的風險及問題，本院胃腸肝膽內科的團隊在同仁還在日本受訓時，就同步開始進行準備，希望盡快與順利引進這些技術。由於這是複雜且有潛在危險的內視鏡術式，而且在技術引進初期可能案例有限，當時還在受訓之同仁得到的建議，除了在日本期間盡量多觀摩與學習外，國立癌病中心的指導教授也提供離體動物組織模擬器（Composite animal organ simulators using explanted organ; explanted simulator）之內視鏡模擬訓練課程，讓我們受訓之同仁增加學習的機會。

　　由於當時在臺灣的我們，缺乏這類離體動物組織模擬器用於消化道內視鏡術式的經驗，當時也找不到有廠商代理進口相關產品。所以我們的團隊，開始在文獻中尋找，是否還有其他內視鏡模擬器，適合用來學習與訓練影像強化內視鏡術及內視鏡黏膜下剝離術這些進階內視鏡術式。當時依據文獻檢索的結果，本院胃腸肝膽內科的團隊評估認為除了離體動物組織模擬器以外，活體動物模擬器（Live animal simulator），也是有潛力可以發展作為影像強化內視鏡術，及內視鏡黏膜下剝離術這些進階內視鏡術式之模擬訓練模式。

　　活體動物模擬器的操作、設備與技術門檻較高，只能在通過農委會認證，運作制度、人員訓練與實驗設備皆符合法規要求的動物實驗室執行。幸運的是，本院醫學研究部的動物實驗室，符合前述要求，

且具有執行大型動物實驗的經驗與相關設備。他們在先前已經成功協助本院一般外科的肝臟移植團隊，順利完成執行肝臟移植手術的活體動物模擬訓練，且具有術式前後的照護能力。在本院醫學研究部動物實驗室同仁的全力協助下，我們參考文獻，選擇適於執行胃部與食道內視鏡黏膜下切除術條件的豬隻，建立活體動物模擬訓練模式（圖1-2-1與圖1-2-2）。在赴日進修同仁回臺之後，運用此活體動物模擬訓練模式進行相關術式之演練。除了使操作者更精熟於內視鏡黏膜下切除術的執行技巧以外，也同時能讓其他團隊成員，在操作者的帶領與指揮下，順利完成相關進階內視鏡術式的模擬訓練。經過模擬訓練後，團隊成員都能夠熟悉內視鏡黏膜下切除術的執行步驟，各種工具的使用選擇，與相關電子器械（如電燒機）的設定與調整，以及檢體送驗前的處理。在完成了活體動物模擬訓練後，不久便順利完成本院的首例人體早期胃癌之內視鏡黏膜下切除術。目前，經由內視鏡模擬訓練的協助，影像強化內視鏡術結合內視鏡黏膜下切除術，已經是本院胃腸肝膽內科與大腸直腸外科，在治療消化道早期癌患者時常用的治療方式。

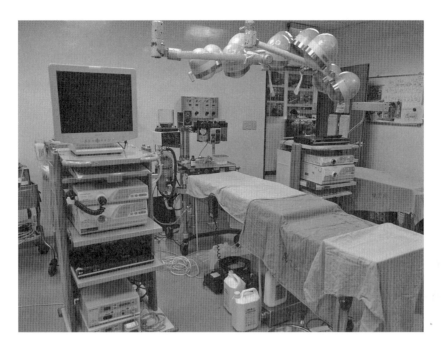

圖 1-2-1 本院可執行消化道內視鏡模擬訓練的動物實驗室

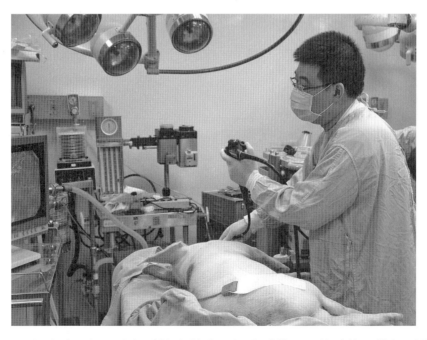

圖 1-2-2 於本院醫學研究部動物實驗室，以麻醉狀況下的豬隻，執行活體動物
模擬訓練實驗

　　在執行活體動物實驗前，依據農委會與本院醫學研究部的規定，執行動物實驗的團隊成員，需先通過動物實驗的訓練課程，方能取得在動物實驗室執行動物模擬訓練與研究的資格。在接受接受動物實驗訓練課程時，我們的團隊也學習到動物實驗3R的概念（Replacement, Reduction, Refinement：取代、減量、精緻化）。在成功建立用於上消化道早期癌症治療的內視鏡黏膜下切除術之活體動物模擬訓練模式後，我們的團隊同步開始評估探討，是否可以減少或不使用活體動物，進行內視鏡黏膜下切除術模擬訓練。在文獻檢索時，我們找到當時國外已經有可以直接購買的，商品化離體動物組織模擬器（如compactEASIE® model[6,7]）所發展的訓練課程。雖然這種離體動物組織模擬器具有下列優點：⑴不需要動物實驗室就能執行；⑵與活體動物實驗比較，沒有倫理相關考量；⑶設備與耗材之成本價格較低；⑷可適用於不需評估出血或生命徵象時，多種模擬內視鏡術式實驗或訓練。然而這些商品化離體動物組織模擬器，當時在台灣並無法購得。所以我們的團隊參考文獻，修正自compactEASIE® model 相關之資料，嘗試製作出組織擬真度高，與解剖結構相近等目標之離體動物組織模擬器，並期待能夠依據該課程之訓練或實驗目標，掌握可調整與可自製的離體動物組織模擬器的技術。

　　在本院臨床技能中心同仁的協助，與一段不算短的時間摸索與嘗試，我們逐步掌握自製類似compactEASIE® model之離體動物組織模擬器的技術與條件。首先由販賣豬隻內臟的攤商，訂購與取得適合此項內視鏡模擬訓練所需使用的年齡及部位之新鮮內臟組織。在適度的清洗及適當保存液處理後，將這些內藏部位，連結到原來用於執行食道靜脈瘤結紮術（Esophageal Variceal Ligation, EVL）使用的外套管，以塑膠套環固定外套管與豬隻存留食道之連結處，再使用外科止血鉗閉

合在犧牲處理時造成的內臟破口，放在自製的保麗龍固定盤(見圖1-3-1)。在早期的實驗中發現，當離體動物組織模式模擬器的內臟直接裸露外界光線時，外界光線穿透內臟組織會干擾內視鏡下影像的顏色，與真正在活體內執行內視鏡時有明顯差異。為了克服這個問題，我們嘗試了許多方法，最後發現，只要蓋上能遮閉外界光線的深色塑膠箱（不侷限是哪個顏色的塑膠箱，只要能夠有效遮閉外界光線），就可以讓在模擬器內之內視鏡影像，接近在活體內執行內視鏡之狀況。我們將此自製的離體動物組織模式模擬器稱為modify compactEASIE model（圖1-3-1、1-3-2、1-3-3）。

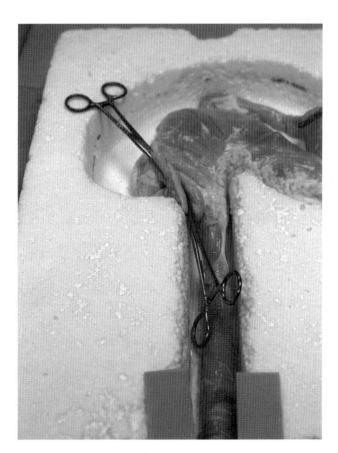

圖 1-3-1　我們自製的離體動物組織模式之模擬器（modify compactEASIE model）

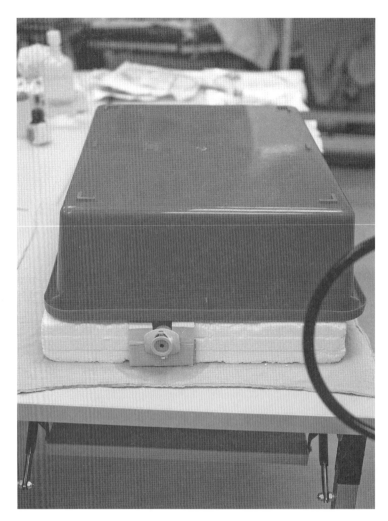

圖 1-3-2　蓋上遮閉外界光線的深色塑膠箱之自製的離體動物組織模式之模擬器
（modify compactEASIE model）

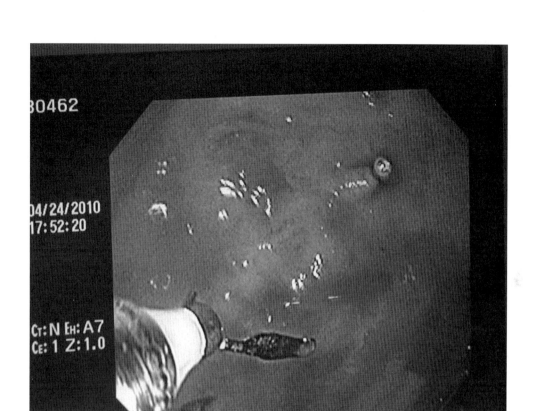

圖 1-3-3　以自製的離體動物組織模式之模擬器，練習使用內視鏡止血夾
　　　　　（Hemoclip）之內視鏡影像

　　我們使用這個自製的離體動物組織模式模擬器，測試執行胃部內
視鏡黏膜下剝離術之內視鏡模擬訓練。結果證實這個自製的離體動物
組織模式模擬器，可以用於胃部內視鏡黏膜下剝離術之內視鏡模擬訓
練。稍後我們也注意到，這個模擬器如果能保留較長的食道區域，讓
外套管到胃之間的距離較長，它也可以用來執行食道內視鏡黏膜下剝
離術之內視鏡模擬訓練。

　　此外，在早期執行內視鏡黏膜下剝離術之內視鏡模擬訓練時，無
論是活體或是離體模型，由於並沒有真正的早期癌病灶，所以需要以
電燒方式去標定某區域作為模擬病灶。我們的團隊針對這個問題進行

了文獻檢索，當時沒有找到可以使用的資訊。稍後，我們的團隊針對這個「沒有內視鏡黏膜下剝離術之目標病灶」的問題，嘗試先以食道靜脈曲張結紮術（Endoscopic Variceal Ligation, EVL），在胃部製造出一個息肉狀病灶，再以熱圈套息肉切除術（Hot snare polypectomy）切除此息肉狀病灶後，會產生一個類似IIc的早期胃癌病灶。這個類似IIc的早期胃癌病灶，可以用來作爲ESD內視鏡模擬訓練的標的。由於這個方法的創新性，我們的團隊針也對它作了後續系列的發表[8-11]。

三、內視鏡模擬訓練基礎課程的建立：食道靜脈曲張結紮術／息肉切除術／內視鏡止血夾／氫氣電漿凝固術／內視鏡異物移除術

前面說到的這個自製的離體動物組織模擬器（也稱爲modify compactEASIE model），由於是自製的，使用成本較低，還可以因應不同的訓練與實驗需求彈性進行調整，又沒有活體動物實驗的倫理問題，目前已經成爲本院胃腸肝膽內科，執行上消化道內視鏡術式之模擬訓練時，一種價格合理，可因應實驗或訓練目標進行調整的，多用途之模擬模擬器。

在這個自製的modify compactEASIE model的基礎上，我們嘗試開發其他治療性內視鏡術式的模擬訓練課程。例如：像前節所提，在胃部虛擬有靜脈曲張病灶，再讓學員以食道靜脈曲張結紮術（EVL）器械，練習吸引與發射橡皮環練習執行食道靜脈曲張結紮術。完成食道靜脈曲張結紮術練習後，產生類似息肉狀的病灶，則可用於後續練習熱圈套息肉切除術（Hot snare polypectomy）。切除此息肉狀病灶後，會產生一個類似IIc的早期胃癌病灶，可再將IC針頭刺入胃部，拔除金

屬內管後保留塑膠外管，接上點滴輸液管套，注入紅色的人造血，就可以模擬消化道出血，用來訓練以內視鏡止血夾進行內視鏡止血術式之模擬訓練。或是以電刀將胃粘膜與部分肌肉組織進一步切開，模擬接近穿孔之胃潰瘍病灶，則可以用來訓練以內視鏡止血夾，封閉粘膜與部分肌肉組織之破損。

　　起初，這樣的基礎內視鏡教學課程，是設計給本院胃腸肝膽科的第一年與第二年受訓學員，以模擬訓練課程的方式，訓練學員前述幾項基礎內視鏡治療術式。在2011年，我們的團隊將胃息肉切除術的模擬訓練成果進行分析，並將分析成果發表於國際期刊。這種以自製的離體動物組織模擬器為基礎之胃息肉切除術的模擬訓練研究結果顯示，接受過四小時離體動物組織之胃息肉切除術模擬訓練課程之第一年受訓學員，可以有接近完成臨床內視鏡術學習的第二年受訓學員之表現[12]。稍後，基於前述胃息肉切除術模擬訓練課程，有助受訓學員學習胃息肉切除術的研究，時任台灣消化系內視鏡醫學會理事長的林肇堂教授與王秀伯秘書長，將本院建立的這項基礎內視鏡模擬訓練課程，提交教育委員會與理監事會討論審查後，逐步發展成為目前台灣消化系內視鏡醫學會之受訓學員，接受專科醫師考試前的必要受訓課程。此外，也在台灣消化系內視鏡醫學會之教育委員會下，增設內視鏡模擬訓練工作小組，持續規劃與發展內視鏡模擬訓練課程。隨著每年基礎內視鏡模擬訓練課程問卷的回饋，統計受訓學員最希望增加的課程。在王秀伯教授擔任理事長期間，又指派本院胃腸肝膽科配合學會之內視鏡模擬訓練工作小組，負責規劃設計，增加氬氣電漿凝固術（APC）主機模式切換與參數設定，與內視鏡異物移除術（Foreign body retrieval）兩項模擬訓練課題。截至2022年，這個基礎內視鏡模擬訓練課程，依然是台灣消化系內視鏡醫學會每年對受訓學員例行舉

辦的課程。

四、其他本院已經建立或有相關研究論文發表之內視鏡模擬器與 訓練課程

除了前述以活體動物模擬器，運用於內視鏡黏膜下剝離術的模擬訓練課程，由於影像強化內視鏡術（IEE）需要觀察微細血管與血流，我們也在台灣消化系醫學會之內視鏡模擬訓練工作小組的協助下，建立了胃與食道的影像強化內視鏡術模擬訓練課程。深部小腸鏡（包括單氣囊與螺旋小腸鏡），我們的團隊也已經嘗試過以活體動物，與建立另一種自製的離體動物組織模擬器進行測試，只是受限於缺乏動物實驗專用的設備，在模擬器原型（Prototype）完成後，暫停進一步發展。未來如果能夠有動物實驗專用的設備，相信也有機會發展為深部小腸鏡模擬訓練課程與模擬器。

我們在發展胃部內視鏡黏膜下剝離術的活體動物與離體動物組織模擬器之基礎上，進一步建立了食道內視鏡黏膜下剝離術，與用來治療賁門失緩症（Achalasia）的經口內視鏡肌肉切開術（Peroral Endoscopic Myotomy, POEM）的活體動物，與離體動物組織模擬器與模擬訓練課程。本院的團隊，運用本節的內視鏡模擬器，與三總的陳鵬仁主任合作，在延續他以牙線與止血夾來改良內視鏡黏膜下剝離術的系列研究中，以內視鏡胃造口的穿刺針合併牙線與止血夾，發表一種改良式食道內視鏡黏膜下剝離術式，可以安全的將執行食道內視鏡黏膜下剝離術的時間減少接近一半[13]。

此外，本院動物實驗室中，有一台過去心導管室使用的透視攝影X光機。我們運用這台透視攝影X光機，建立內視鏡逆行性膽胰管攝影

術（ERCP）的活體動物模擬訓練模式（圖1-4）。在2013年我們的團隊發表，以活體豬隻的內視鏡模擬訓練，來訓練使用細徑內視鏡，執行直接經口膽道內視鏡術之相關研究論文[14]。並曾基於這個內視鏡模擬訓練的成果，申請並取得過增加細徑內視鏡執行DPOCS成功率的相關專利。

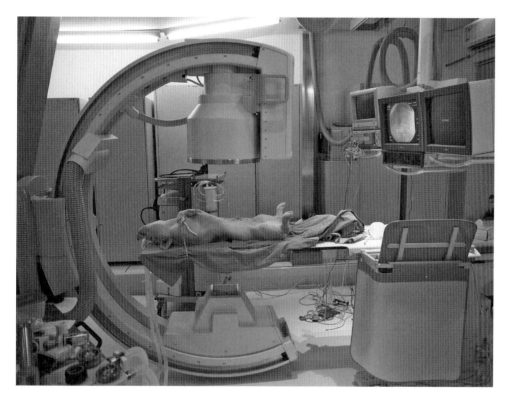

圖 1-4　可用於內視鏡逆行性膽胰管攝影術的活體動物模擬模式

在下消化道的部分，我們的團隊也曾嘗試建立離體與活體的大腸治療性內視鏡動物組織模擬訓練模式。在離體動物組織模擬訓練模式，基於腸壁厚度的考量，可運用適當長度的豬直腸，放在管狀結構的模擬器中，除了作為大腸的內視鏡黏膜下剝離術的離體動物組織模

擬器，目前也已經被運用在其他治療性內視鏡術的訓練。而在大腸活
體動物模擬訓練模式的建立，由於文獻上查不到明確的豬隻大腸清腸
準備方式，所以我們的團隊參考目前人類的大腸清腸準備方式，並評
估其效果（圖1-5）。這個部分研究的成果，也已經發表在2015年的期
刊上[15]。

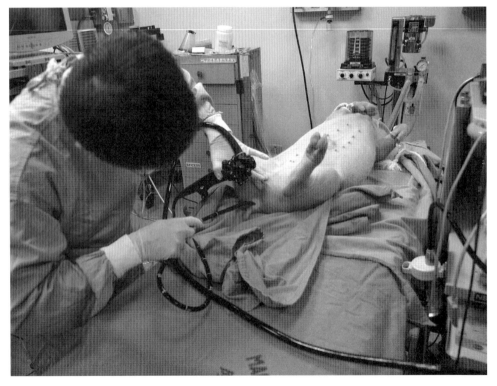

圖 1-5　不同大腸清腸準備方式，在大腸活體動物模擬訓練模式的評估

1-3　結語

在過去接近15年的時間中，本院胃腸肝膽內科團隊在內視鏡模擬訓練課程的發展，無論是活體動物或離體動物組織模式的研發，都曾經遇到許多的困難。在此要感謝院內其他單位同仁（如醫研部的動物實驗室、醫教部的臨床技能中心、一般外科與胸腔外科等等），及院外相關機構（如台灣消化系內視鏡醫學會，與國內其他醫院的消化系內視鏡專家）的熱心協助，讓我們逐步克服困難，發展出前述多項內視鏡術式相關的消化系內視鏡模擬訓練課程。這些內視鏡模擬訓練課程，除了有機會可以幫助與加速年輕學員在基礎內視鏡術式的成長以外，適當結合活體動物模式或離體動物組織模擬器，也具有降低未來學習與引進各種進階內視鏡術式的困難。期待未來本院胃腸肝膽內科團隊，能在前述內視鏡模擬器的基礎上，持續優化與提升內視鏡模擬訓練課程，讓未來的學員加速成長，並期望能發展出新的內視鏡術式，持續擴大下一個世代消化系內視鏡術的運用。

參考文獻

1. van der Wiel SE, Kuttner Magalhaes R, Rocha Goncalves CR, Dinis-Ribeiro M, Bruno MJ, Koch AD. Simulator training in gastrointestinal endoscopy - From basic training to advanced endoscopic procedures. *Best Pract Res Clin Gastroenterol* 2016;30:375-87.

2. Dube C, Rostom A. Acquiring and maintaining competency in gastrointestinal endoscopy. *Best Pract Res Clin Gastroenterol*

2016;30:339-47.

3. Waschke KA. Will you be my first colonoscopy patient? Planning simulator training for novice endoscopists. *Gastrointest Endosc* 2017;86:890-1.

4. Woods KL. Simulators in Training for Upper Gastrointestinal Endoscopy. *Gastroenterol Hepatol (N Y)* 2019;15:207-9.

5. Waschke KA, Anderson J, Valori RM, MacIntosh DG, Kolars JC, DiSario JA, et al. ASGE principles of endoscopic training. *Gastrointest Endosc* 2019;90:27-34.

6. Maiss J, Wiesnet J, Proeschel A, Matthes K, Prat F, Cohen J, et al. Objective benefit of a 1-day training course in endoscopic hemostasis using the "compactEASIE" endoscopy simulator. *Endoscopy* 2005;37:552-8.

7. Hochberger J, Matthes K, Maiss J, Koebnick C, Hahn EG, Cohen J. Training with the compactEASIE biologic endoscopy simulator significantly improves hemostatic technical skill of gastroenterology fellows: a randomized controlled comparison with clinical endoscopy training alone. *Gastrointest Endosc* 2005;61:204-15.

8. Wang TE, Wang HY, Lin CC, Chen TY, Chang CW, Chen CJ, et al. Simulating a target lesion for endoscopic submucosal dissection training in an ex vivo pig model. *Gastrointest Endosc* 2011;74:398-402.

9. Chen MJ, Liu CY, Chen CJ, Shih SC, Wang HY. Simulating target lesion for endoscopic submucosal dissection training in a live pig model. *Endoscopy* 2012;44 Suppl 2 UCTN:E300-1.

10. Chen MJ, Wang HY, Chang CW, Lin CC, Chen CJ, Chu CH, et al. A novel artificial tissue simulator for endoscopic submucosal resection training - a pilot study. *BMC Gastroenterol* 2016;16:112.

11. Wang HY, Shih SC, Hung CY, Liu CY, Shieh TY, Chen MJ. The feasibility of using simulated targets in the stomachs of live pigs for full endoscopic submucosal dissection training. *Gut Liver* 2014;8:619-24.

12. Chen MJ, Lin CC, Liu CY, Chen CJ, Chang CW, Chang CW, et al. Training gastroenterology fellows to perform gastric polypectomy using a novel ex vivo model. *World J Gastroenterol* 2011;17:4619-24.

13. Chen PJ, Huang WC, Wang HP, Chang WK, Hsieh TY, Shih SC, et al. Percutaneous transgastric traction-assisted esophageal endoscopic submucosal dissection: a randomized controlled trial in a porcine model. *Scand J Gastroenterol* 2012;47:1386-93.

14. Lin CC, Chen CJ, Chu CH, Hung CY, Chen MJ, Wang HY, et al. Evaluating the feasibility of direct peroral cholangioscopy training with an endoscopic simulator. *Dig Dis Sci* 2012;57:2016-21.

15. Hung CY, Chen MJ, Chen CJ, Liu CY, Shih SC, Hu KC, et al. Oral sodium phosphate for bowel preparation in endoscopic submucosal dissection training in a pig model: A pilot study. *Adv Dig Med* 2015;2:6-11.

Chapter 2

微創模擬訓練

馬偕紀念醫院一般外科：黃敦頌醫師

前言

外科住院醫師的養成教育，包含醫學的知識、臨床判斷的能力，還有外科手術的技巧。外科是師徒制，住院醫師跟著主治醫師從每台手術中學習手術技巧，最年輕的住院醫師經常是從手術的第二助手做起，到總醫師站第一助手，甚至被主治醫師認可能當主刀者，這中間可能已經歷數十台，甚或數百台的完整手術。到最後能夠獨當一面之前，常常需要師長手把手的教學，傳承經驗。外科手術的基本功及專科手術技巧，是外科最大的特色，常常需要經年累月的訓練才能有足夠的經驗。病人也是我們的老師，外科醫師需要從患者身上學習手術的經驗，但很殘酷的是，在成長的過程中都會有犯錯的機會，常常外科醫師是從治療患者產生併發症的教訓中才有所成長。

微創手術和傳統手術是有很大的差異，在傳統手術中，雙手的觸感是很直覺的，以出血為例，我們可以靠雙手直接壓迫出血點來止血。但微創手術是使用微創器械從小洞口進到腹腔內，器械回饋的觸覺是比較間接的，所以，微創手術前先去熟悉這些器械的使用非常重要。

年輕住院醫師開始學習微創手術，不能直接在病人身上練習，模

擬訓練可以減少住院醫師在臨床上犯錯的機會[3]。到真的應用在病人身上之前，需要無數的模擬練習，不論是在模擬教具或是豬隻動物訓練的模擬手術，經過大量的練習，才能減少臨床上的錯誤。

一、訓練計畫

外科模擬訓練有多種方式，包括模擬箱訓練、動物組織的模擬訓練、動物實驗。我們依照住院醫師在不同階段的程度，進行模擬訓練。

	初階訓練	中階訓練	高階訓練（一）	高階訓練（二）
內容	腹腔鏡模擬箱縫合訓練	內視鏡模擬箱豬腸道吻合訓練	豬隻動物實驗胃切除並重建大腸切除並重建	高階內視鏡手術（單一孔洞）
對象	第一年住院醫師	第二年住院醫師	總醫師	各科醫師
執行	兩次／年	一次／年	依各科需求	不定期

二、初階訓練──模擬箱訓練

剛進入外科的住院醫師學習微創手術，會先用模擬箱練習使用腹腔鏡的器械來做精細動作。技能中心早期使用標準的模擬箱，而目前使用成本較低的平板電腦模擬箱（圖2-1）。這兩種模擬箱的使用，對住院醫師而言效率相似，各有優缺點。標準模擬箱有內視鏡的鏡頭，價位較高昂，但鏡頭前後上下左右的調整較有彈性；而平板電腦模擬箱是較為輕便的摺疊箱，價格較為平價，但需使用受訓者自己的平板電腦影像系統，好處是影像清晰，但鏡頭的調整較不具彈性。但文獻上指，出這兩種系統的訓練結果相似，若資源較為不足的情況下應可使用搭配平板的摺疊模擬箱，在投資報酬上有較好的效益。

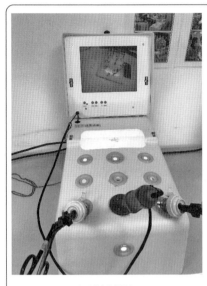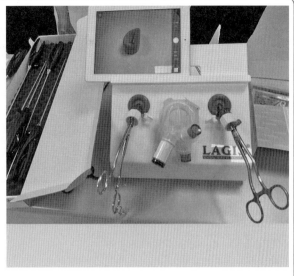

標準模擬箱　　　　　　　　　平板電腦模擬箱

圖 2-1

　　用模擬箱可以訓練學員對於微創器械的運用，做一些精細動作。主要使用腹腔鏡的抓取鉗（Grasper）、剝離鉗（Dissector）、剪刀（Scissor），做一些腹腔鏡遊戲的訓練。這些遊戲包含環狀釘子轉移（Peg transfer）──將這些小的環狀釘子，從板子的左手邊移到右手邊。穿針引線──將尼龍線依照數字順序穿過鐵環。剪指定形狀棉片（Pattern cut)──右手拿剪刀、左手拿抓取鉗。把棉片上面指定的圖案平順的剪下。剪外層氣球──將兩層氣球的外層剝離掉，但不傷害到內層氣球。這些遊戲可以訓練腹腔鏡的立體空間概念，且練習手感。臨床技能中心也隨時開放讓住院醫師平時來做這些訓練，文獻上曾經比較這些腹腔鏡的遊戲，讓學生練習半年之後，可以大幅縮短完成這些項目的時間[1]，並增進微創手術的立體空間感。

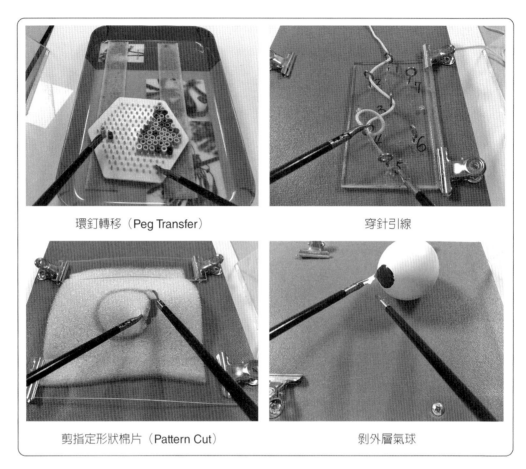

環釘轉移（Peg Transfer）　　　　穿針引線

剪指定形狀棉片（Pattern Cut）　　　剝外層氣球

圖 2-2

　　已經熟悉腹腔鏡器械操作的住院醫師，即已建立模擬箱底下的空間感。更進一步的模擬箱訓練，是用腹腔鏡的持針器做縫合訓練（圖2-3）。目前技能中心會舉辦一年兩次的微創縫合營，讓第一年住院醫師可以儘早熟悉微創的縫合技巧，以期將來運用在病人身上。縫合營會找主治醫師當助教（Table instructor），做即時指導教學，以達事半功倍的效果[2]。

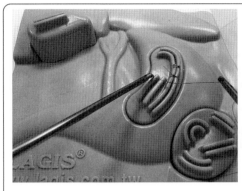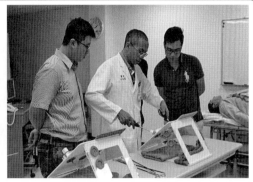

| 縫合模具 | 助教做桌邊教學 |

圖 2-3

三、中階訓練——模擬箱內豬腸道吻合訓練

　　微創技能的習得，新手和有經驗者所需要的訓練器材會不一樣[3]。年輕住院醫師有基本的微創器械操作及模具縫合訓練後，在第二年住院醫師加強至腸道組織縫合的教學。對於初學者而言，我們選擇用成本較為低廉、也較低擬真度（Low-fidelity）的市售豬腸組織，作為組織縫合的材料，因為在這個階段學習新的技能（Skill acquisition）是從無到有，需要的是可重複練習及容易取得的材料，雖然市售豬腸質感較軟，且針縫合時阻力較大，但可供大量練習使用。這樣的豬腸縫合可以在平板電腦模擬箱內進行，我們不需要在動物中心內麻醉豬隻進行訓練（圖2-4）。

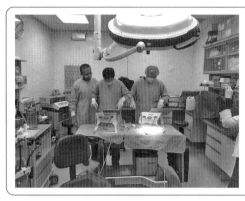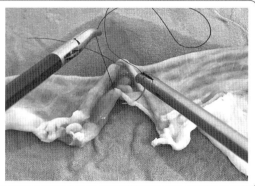

圖 2-4

四、高階訓練——豬的模擬手術

　　高階訓練是針對總醫師的訓練，在總醫師這個階段，對微創的技巧已有一定程度的熟悉，但是一個真實的手術就像是組合技，是由許多步驟堆疊而成。我們對這些比較有經驗的總醫師，提供高擬真度（High fidelity）的活體豬隻動物訓練，讓總醫師在臨床患者身上進行相關手術前，能夠藉由動物實驗的訓練機會，先預演過手術流程，以發揮其組合技巧。以腹腔鏡胃小腸吻合術為例，需要用器械將胃及腸道靠近，依狀況選用不同釘高的自動縫合釘（endo-GIA），將中空腸道吻合，最後再用線材將洞口做兩層縫合。高階的模擬訓練就像是資格考一樣，主治醫師在刀台旁，觀看總醫師在整個手術術式上的組合技，是否能step-by-step一步一步完成，若能夠在豬的模擬訓練上獨立完成，指導的主治醫師才有信心讓總醫師在臨床的患者身上執行同樣術式。

　　高階訓練會以各科的需求舉辦，目前以一般外科及大腸直腸外科為主。一般外科在高階訓練的選擇術式，包含胃腸道吻合手術、膽囊切除手術、小腸—小腸吻合手術等。而大腸直腸外科則會訓練腸道吻

合術，尤其是搭配圓形的自動縫合釘（Circular stapler）使用時，如何在腹腔鏡下將釘帽縫到一端的腸道，另一端則用縫合釘的槍體與釘帽結合做腸道吻合。

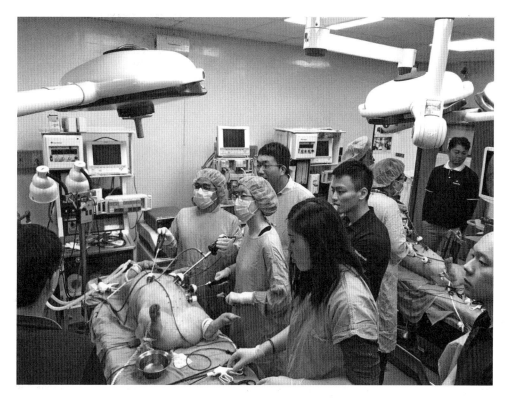

圖 2-5　桌邊導師指導住院醫師執行豬的模擬訓練

而動物模擬訓練裡，若各臨床科有些新的微創手術進展與現有傳統技術不一樣，也可以利用這樣的場域來訓練。在發展單一孔洞（Single incision laparoscopy）的微創手術時，有幾場在動物中心的訓練課程，會先邀請國內該領域的先驅者來演講，讓該科的所有同仁了解這個領域的新發展，並接續在動物中心利用豬的模擬訓練，指導各科主治醫師進行單一孔洞手術的技巧。

五、結論

　　微創模擬訓練會依照醫師的經驗而有不同的教學材料，年輕住院醫師（R1~R2）需要熟悉最基本器械的操作、最基本技術的重複練習以培養空間感；而較有經驗的總醫師（R4~R5），需要的是在指導醫師審核下，整個手術術式組合技的訓練。微創訓練的目的，是讓臨床醫師在模擬真實的情境下受訓以熟悉技術，把臨床上可能發生的錯誤機會降到最低。

參考文獻

1.　Caban, A. M., Guido, C., Silver, M., Rossidis, G., Sarosi, G., & Ben-David, K. (2013). Use of collapsible box trainer as a module for resident education. JSLS, 17(3), 440-444. doi:10.4293/108680813X13693422521430

2.　Beyer, L., Troyer, J. D., Mancini, J., Bladou, F., Berdah, S. V., & Karsenty, G. (2011). Impact of laparoscopy simulator training on the technical skills of future surgeons in the operating room: a prospective study. *Am J Surg, 202*(3), 265-272. doi:10.1016/j.amjsurg.2010.11.008

3.　Aggarwal, R., Mytton, O. T., Derbrew, M., Hananel, D., Heydenburg, M., Issenberg, B., Reznick, R. (2010). Training and simulation for patient safety. *Qual Saf Health Care, 19 Suppl 2*, i34-43. doi:10.1136/qshc.2009.038562

PART 2

重症醫學擬真教案撰寫
及執行概況與成效

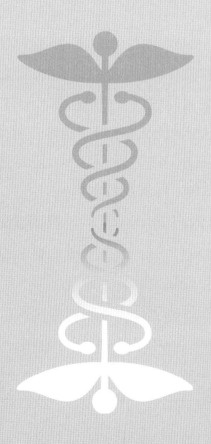

前言

內科部進階重症醫學模擬訓練課程之緣起

馬偕紀念醫院內科部主任、馬偕醫學院醫學系內科學科主任：劉家源醫師

在完成針對即將進入重症單位的R1到R2學員所規劃設計的，內科部重症醫學模擬訓練課程（Simulation Based Education I, SBE I）後，內科部收到由學員與老師們相當正向的反饋。於2015年12月，當時的內科部侯嘉殷主任就決定要進一步開發，適合準備晉升R3前的內科第二年住院醫師的進階重症模擬課程。

在內科部教學會議中，經由各次專科主任與教學負責人的討論與規劃，針對R2到R3學員所設計的，內科部進階重症醫學模擬訓練課程（Simulation Based Education II, SBE II）的題目與老師。接下來，由醫教部林慶忠副主任與時任內科部副主任劉家源醫師共同領導的核心教學團隊，就這些被提出的題目，依據醫學教育課程發展六個階段的方法，並保持與SBE I相同的5大元素（翻轉教室(BTS)精神、微型教學(ISW)流程、ICU Bundle內容、Simulation Base 訓練、OSCE base考核），開始課程開發與教案撰寫與修正工作。

依據內科部呈交內科醫學會的專科醫師訓練計畫（Resident Review Committee, RRC）中，責任分層及漸進的規劃，內科部的住院醫師在晉升到第三年住院醫師後，會有比第二年住院醫師更進階的學習目標（如：執行加護病房控床、協助學習接受會診、器官勸募、暫時性心臟節律器(Temporary Pacemaker, TPM)、主動脈內氣球幫浦(Intra-aortic Balloon Pump, IABP)、低溫治療(Hypothermia)等等）。此

外，為了因應重點式照護超音波（Point-of-care Ultrasound, POCUS）的計畫推行，課程中也包括以假體執行超音波引導腹部穿刺引流（Paracentesis），處理腹水病患之教案。

在過去幾年中，內科部與重症科除了接下來五個SBE II工作坊例行的題目外，也會因應學員代表在內科部教學會議，與住院醫師教學檢討會議中提出的建議，辦理特定項目模擬訓練。例如曾因應照護需求，辦理過連續性靜脈對靜脈血液過濾術（Continuous Venovenous Hemofiltration, CVVH）工作坊。自2020年初起，COVID疫情衝擊世界各國，為了降低氣管內管插管的風險，內科部與麻醉部也合作辦理過影像喉頭鏡導引氣管內管插管（Video laryngoscopy-assisted endotracheal intubation）與快速順序誘導插管（Rapid Sequence Intubation, RSI）工作坊。這些曾經舉辦過的項目，與其他學員回饋中提出的新項目，都會提到SBE II的定期檢討會議中，如果這個需求持續存在，就會被加入未來的SBE II中。此外，如果重點式照護超音波（Point-of-care Ultrasound, POCUS）課程提早執行，原本在SBE II中的題目也計畫進行調整。總之，無論是SBE I或SBE II，基本精神就是以學員為中心，定期檢討修正的內科部重症醫學訓練課程，期望這種精神能夠持續協助內科住院醫師，具有完整與充足的訓練，提供內科重症病人最適切的全人醫療照護。

Chapter 3

心跳停止之低溫療法

馬偕紀念醫院胸腔內科主治醫師／馬偕醫學院兼任助理教授：陳昭賢醫師

前言

喔～咿～喔～咿～喔～咿～

「內科OHCA到，直入急救室。」

「49歲男性、泳池邊目擊OHCA、AED電擊兩次、急救六分鐘。」

「一下、兩下、三下、四下、五下……」

「Bosmin一支。」「Bosmin一支Push。」

「停止壓胸、換手、分析心律……」

在台灣每年有超過兩萬人因為心跳停止被送到急診（Out-of-Hospital Cardiac Arrest, OHCA），其中23.98%的人經過心肺復甦術急救後回復自發性循環、送入加護病房進行後續治療，但最後能夠康復出院的僅有3.74%[1]。治療到院前心跳停止（OHCA）的病人，仍然是第一線醫師的一大挑戰，能夠存活並出院的病人，在過去三十年都沒有明顯增加[2]。

若是心跳停止的病人在復甦之後發燒，不僅會增加死亡率[3]，就算存活下來，有良好神經學功能的機會也會降低[4]。在復甦後進行治療性低溫（Therapeutic Hypothermia, TH），將核心體溫降至32～34℃，

是證實可以改善心臟停止病人預後的治療方式之一。2002年Bernard在澳洲的隨機對照研究（RCT）[5]顯示，起始心跳為心室顫動（VF）的OHCA病人若是接受低溫治療，相對於非低溫治療，明顯降低死亡率（51% vs. 68%），也增加良好神經學預後的機會（49% vs. 26%）。同時HACA（Hypothermia After Cardiac Arrest study group）在歐洲的隨機對照研究[6]也證實，起始心跳為心室顫動（VF）或是心室頻脈（VT）的OHCA病人若是接受低溫治療，相對於非低溫治療，可以降低死亡率（41% vs. 55%），也增加良好神經學預後的機會（55% vs. 39%）。因此，自2005年復甦後的低溫治療就被美國心臟協會（AHA）的心肺復甦術（CPR）治療指引納入[7]，建議初始心跳為心室顫動（VF）（class IIa）的OHCA病人、初始心跳為非心室顫動（non-VF）的OHCA病人或是院內心跳停止（IHCA）病人（class IIb），若是在復甦後仍然呈現昏迷，應考慮進行低溫治療[註1]。

馬偕醫院自從2007年開始，在淡水院區對到院前心跳停止（OHCA）病人使用低溫治療，一開始使用冰毯加上冰袋、後來引進北極日（Arctic sun）體外降溫系統作為體溫控制設備[註2]，並訂有統一的作業流程（Protocol）。我們回溯性蒐集2007-2011年接受低溫治療的OHCA病人[8]，與同時期台北院區沒有進行低溫治療的OHCA病人相較，確實可以明顯降低死亡率（72.5% vs. 87.9%），也可以增加良好神經學預後的機會（7.9% vs. 1.7%）。其中有90%的病人起始的心跳並非VT或VF，低溫治療仍然有所助益。雖然說低溫治療並不像ST段上升心肌梗塞（STEMI），需要搶90分鐘的到院至灌流時間（Door-to-

---

註1：自2013年Nielsen et al. 的TTM1 study後，2015年美國心臟學會心肺復甦術治療指引已將治療性低溫改稱為目標體溫控制治療（Targeted temperature management, TTM），並建議32°C-36°C間的目標溫度。目前32°-34°C及36°C的治療溫度孰優孰劣仍有爭議，而馬偕醫院仍維持32°-34°C的治療溫度。

註2：除了體表降溫系統外，還有在靜脈內置入降溫導管的血管內溫控系統，各醫院可依可用設備進行溫控治療。

balloon time），在大鼠的研究顯示，越晚達到治療溫度，低溫治療的效果也會遞減[9]，若在8個小時後有沒有做低溫治療的效果並無差別；在一個570人急救研究的後分析也發現[10]，到院2小時內，比2小時後開始做低溫治療，效果確實較佳。不過我們的經驗顯示[8]，在到院6小時內進行低溫治療，仍然可以增加良好的神經學預後機會。

我們考慮將在馬偕醫院已行之有年的低溫治療製作成擬真教學教案的理由有三點。第一，目前在內科加護病房裡，第一線面對及處置這些心跳停止病人的人，通常是第二年及第三年的住院醫師，平日白天雖然有專任的重症醫師可以教導與協助，不過在晚上及假日就得要單獨面對病人並進行復甦後的治療。若是住院醫師不熟悉哪些病人需要進行低溫治療，或是不能熟練的執行低溫治療，並排除過程中可能遇到的任何問題，等到隔天或是星期一主治醫師上班才開始要進行，往往已經錯失低溫治療的黃金時間。第二，雖然說我們已經將統一的低溫治療流程設定成醫令快速鍵，但可能是因為太方便，有些住院醫師儘管會執行低溫治療，但是對其原理或是細節不太清楚。第三，一些執行過程可能遇到的狀況及併發症，可能因為發生的機會不高或是治療流程的快速鍵相對完善，所以很多第二年住院醫師在加護病房訓練或是值班期間都沒有遇到，因而缺乏處理的經驗。

此教案透過時序上相互關聯的六幕場景的推移，讓學員能夠在16分鐘內體驗從決定啟動到完成低溫治療的整個歷程，主要著重在三個重點：一、低溫治療適應症的辨識與溫度時間的設定；二、低溫治療併發症的鑑別與處置；三、神經學預後的預測與解釋。讓住院醫師在有保護的環境下，體驗並處置到院前心跳停止病人（OHCA）與低溫治療的整個過程，期望學員們在學習之後，能夠找出自己尚未純熟的技術或知識，在接下來第三年住院醫師的訓練中能夠更加精進，並能給予他們遇上的心臟停止病人當前最好的治療。

教案題目：心跳停止之低溫療法

教案對象：□新制 PGY2　□住院醫師 R1 升 R2　■住院醫師 R2 升 R3

教案類型：■病人照護　■專業知識　□人際關係及溝通技巧

□專業素養　□制度下之臨床工作　□從工作中學習及成長

3-1　教學目標

一、訓練目的及目標

具備處理心跳停止病人，經高級心肺復甦術（ACLS）重新建立自發性循環（ROSC）後，進行低溫治療的基本能力，包括適應症的選擇、執行細節的理解以及併發症的處置。

二、教學重點

1. 執行低溫治療的適應症。
2. 如何進行低溫治療。
3. 低溫治療進行期間，突發狀況之排除。
4. 病人神經學預後之預測。

三、問題與討論

1. 有沒有進行過低溫治療？什麼樣的病人你會想要做低溫治療？
2. 有沒有遇到進行停止低溫治療中，需要緊急中止的情況？
3. 當進行低溫治療時，病人家屬問到病人會不會醒？你要如何回答？

四、教材資源重點整理

● 高級心肺復甦術（ACLS）復甦後的後續處置

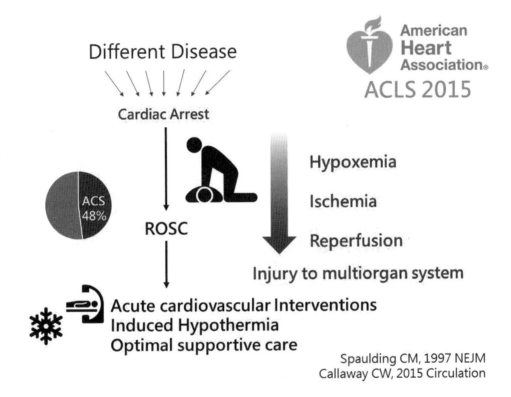

Spaulding CM, 1997 NEJM
Callaway CW, 2015 Circulation

● **Early angiograpy** improved outcome of OHCA patients[13]:

Acute angiography vs. control:　Overall survival: 58.8% vs. 30.9%

Good neurological outcome: 58% vs 35.8%

● Acute cardiovascular Interventions (ACLS 2015[12])

OHCA with suspected cardiac etiology of arrest and **ST elevation** on ECG (Class I)

Select adult patients who are comatose after OHCA of **suspected cardiac origin** but without ST elevation on ECG (Class IIa)

- Inclusion Criteria for hypothermia
  1. **Cardiac Arrest：**

     OHCA with initial VT/ VF rhythm (Class I)

     OHCA with initial PEA or standstill & IHCA (Class I)

  2. **Comatose：**

     Not following/responding to verbal commands

     No withdrawal from painful stimuli

  3. **Sustain ROSC ≥ 20 mins**

  4. **Systolic BP ≥ 90 mmHg or MAP ≥ 50 mmHg** with ≤ 2 pressor

- **Exclusion Criteria**
  1. **Awake spontaneously**

  2. **Pregnancy** (Case reports showing benefit)

  3. **Initial BT < 30'C**

  4. **Terminal illness**

  5. **Arrest > 6hrs** (< 12 hrs may considered)

  6. **Primary intracranial event**

Common **Physiologic effects**
during hypothermia

	Physiologic Effect	Actions
Systemic	↓ Metabolic demands ↓ CO_2 production ↓ O_2 consumption	Monitor SpO2 and PaO2
Neurologic	↓ Cerebral metabolic demands ↓ Intracranial pressure ↓ Level of consciousness	
Cardiovascular	Tachycardia (induction) Bradycardia Hypertension Hypotension ↓ PR, QRS, and QT intervals Dysrhythmias (≤32°C) ↓ Cardiac output ↓ Central venous pressure ↑ SvO2	None, unless symptomatic Wean vasopressors, administer analgesics and sedation if appropriate Consider fluid administration and vasopressors Prevent overcooling None, unless hypotensive or symptomatic

Kupchik NL, Crit Care Med. 2009[14]

Common **physiologic effects**
during hypothermia

	Physiologic Effect	Actions
Gastrointestinal	↓ Motility	Feeding may be delayed until the rewarming phase
Genitourinary	Diuresis	Monitor urine output; replace fluids as needed
Endocrine	Insulin resistance	Administer insulin to maintain glucose within a prescribed rang
Immune	Suppression of WBC	Institute VAP bundles, elevated head of bed, take measures to prevent infection
Hematologic	Coagulopathy ↓ Platelet function	Not common when BT > 32 ℃
ABG	↑ PO2, ↑ PCO2, and ↓ pH if not corrected	Brief correction: PaO2: -5 mmHg/ ↓ 1°C from 37°C PaCO2: -2 mmHg/ ↓ 1°C from 37°C pH: +0.015/ ↓ 1°C from 37°C

* VAP: ventilator-associated pneumonia; ABG: arterial blood gas

Ashwood ER, Clin Chem. 1983[15]
Kupchik NL, Crit Care Med. 2009[14]

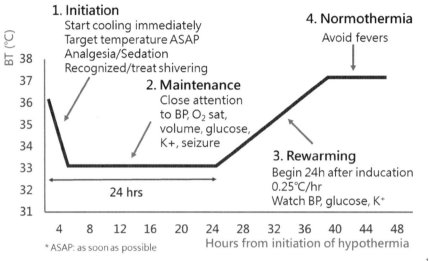

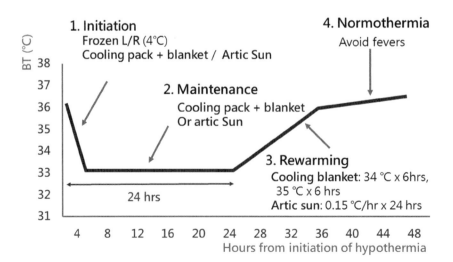

● **Shivering** management

Usually start at **35.5°C** during hypothermia, and no more shiver after core temperature < 34°C

1. **Reduce shivering threshold**

   Buspirone and Meperidine

2. **Warm air blanket** (not use in much place)

   "fool" skin receptors

   Focal counterwarming

3. **Rate of core cooling** and maintenance

   Become poikliothermic status once core temperature ≤ 34°C

4. **Medication**

   Sedatives, anesthetics, opiates, magnesium, paralyzer

● **Arrhythmia** management

1. **Not necessary to manage unless symptomatic**

2. **Heart rate is sufficient ?**

   Can be determined by temperature-corrected SvO2 or lactate level

3. Most survivors with good neurologic outcome experienced severe bradycardia (even < 40 bpm)

● **Seizure** (myoclonic/nonconvulsive status epilepticus)

   12-15% during hypothermia[17,18]

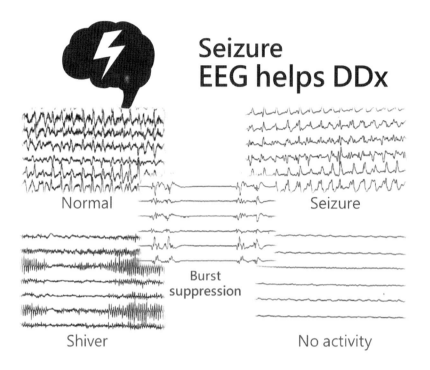

- Poor prognostic signs

    1. Hyperglycemia in first 48 hours

    2. Seizure

    3. Shock in first 3 hours

    4. Fever

    5. High serum S-100B or high NSE (neuron-specific enolase) in first 48-72 hours

    6. Burst-suppression pattern or absence of early evoked potentials on EEG in first week

    7. Spontaneous hypothermia (<35°C)

- **Timing of poor outcome prediction[12]**

    1. Desired **false-positive rate must close to 0%**

    2. Not treated with hypothermia:

At least 72 hours after cardiac arrest (Class I)

3. **Treated with hypothermia:**

 At least 72 hours after return to normothermia (4.5 to 5 days after ROSC) (Class IIb)

 Sedation or paralysis could be a confounder

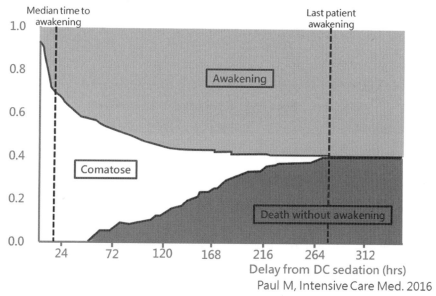

Paul M, Intensive Care Med. 2016

● **5-R score** [20]

 ~90% change to awaken if **score > 5** and treated with TH

 1. initial **R**hythm (**1**)

 2. starting **R**esuscitation (<5mins) (**2**)

 3. **R**eturn of spontaneous circulation (<30mins) (**2**)

 4. light **R**eflex (**1**)

 5. absent of **R**e-arrest (**1**)

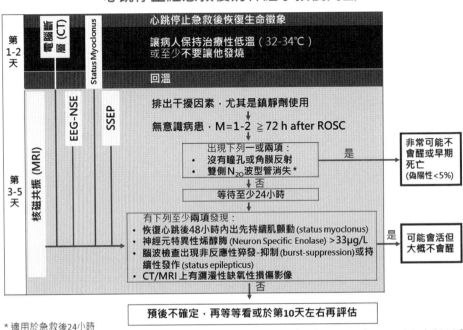

心跳停止經急救後的神經學預後判斷

* 適用於急救後24小時
  且未接受低溫治療者

Extract from Sandroni C, Intensive care Med. 2014 [21]

線上影片

● Mike Neubert Story

http://www.youtube.com/watch?v=5y3B3UovGSc&safety_mode=true&persist_safety_mode=1&safe=active

● Therapeutic Hypothermia for heart attack victims

https://www.youtube.com/watch?v=vTHvUs_eA7g&safety_mode=true&persist_safety_mode=1&safe=active

● Mike Neubert Story

● Therapeutic Hypothermia for heart attack victims

五、基本訓練設備

高擬眞安妮、氣管內管、呼吸器、尿袋、靜脈留置針（IC）、點滴架、生理監視器、標示藥名的點滴與針劑藥物。

※ 重點筆試測驗題（前測考題）（選擇題 4 選 1）

（B）1. 依照2015年AHA/ECC的建議，下列何者是到院前心跳停止（OHCA）病人，在經急救、恢復自發循環（ROSC）後，不適當的處置？

　　　　⒜在起始心跳爲心室心搏過速／心室纖維顫動（VT/VF）的病人，若意識仍然昏迷，需考慮啟動低溫治療

　　　　⒝若心電圖顯示ST段升高，應待病人意識恢復，再考慮進行心導管介入

　　　　⒞血壓應至少維持SBP > 90 mmHg或MBP > 65 mmHg；更高的血壓目標可能改善預後，但目前還沒有定論

　　　　⒟雖然癲癇（Seizure）在到院前心跳停止（OHCA）、意識昏迷的病人，約占12~22%，但目前的證據並不支持預防性的給予抗癲癇藥物

（B）2. 什麼樣的到院前心跳停止（OHCA）病人不考慮使用低溫治療？

　　　　⒜初始心律爲心室心搏過速／心室纖維顫動（VT/VF）的病人

　　　　⒝意識已恢復清醒的病人

　　　　⒞初始心律爲無脈搏電氣活動（PEA）或心跳停止（standstill）的病人

　　　　⒟心跳停止時間點，距現在已達六個小時

（C） 3. 以下何者不是目前馬偕醫院可行的降溫方式？

　　(A) 4℃ lactated ringer

　　(B)「北極日」 低體溫調節系統（Arctic Sun）

　　(C)乾冰

　　(D)冰袋

（B） 4. 以下何者不是低溫治療時容易發生的併發症？

　　(A)心律不整

　　(B)腹瀉

　　(C)高血糖

　　(D)肺炎

（A） 5. 以下何者不可合理預測一個接受低溫治療的病人幾乎不會醒過來？

　　(A)在恢復呼吸心跳後一個小時，GCS = 5分

　　(B)在恢復呼吸心跳後48個小時，雙側皆無體感誘發電位（SSEP, Somatosensory evoked potentials）（N20）

　　(C)在恢復呼吸心跳後96個小時，腦波呈現無電氣活動跡象（no activity）

　　(D)在恢復呼吸心跳後14天，病人仍呈現木僵的狀態

3-2　情境設置

※ 告示牌

高擬真模擬站

第＿＿1＿＿站

40 歲病患蘇千任（高擬真假人），院外呼吸心跳停止

※ 場景配置圖

1. 測驗站門口讀題區。

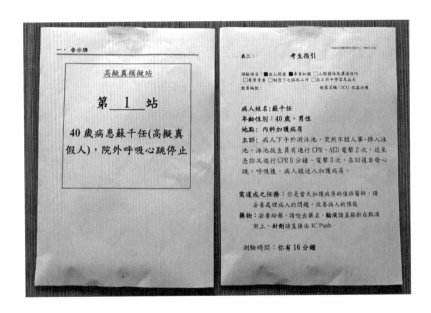

2. 40歲男性，因到院前心跳停止（OHCA），被轉送至加護病房。

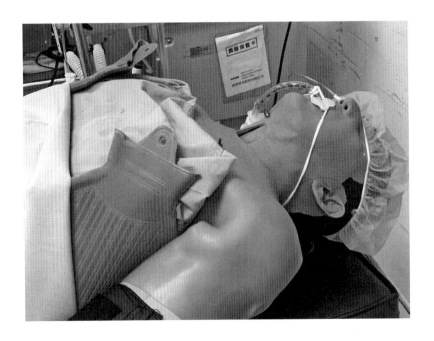

3. 考場示意圖。

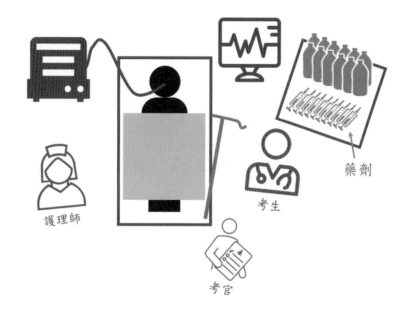

護理師　考生　藥劑　考官

4. 加護病房內設有**病人、呼吸器、生理監視器及藥物車**。

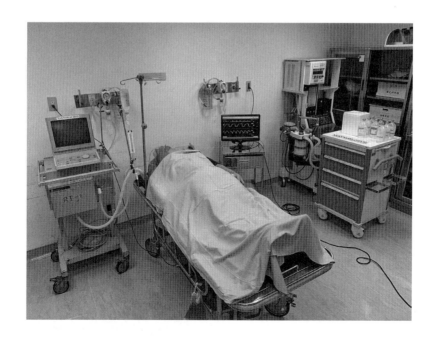

5. 藥物車上有**各式點滴與藥物**可供學員選用。

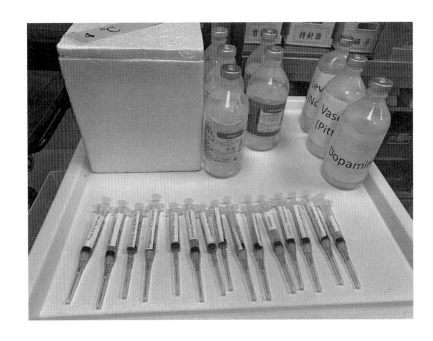

6. 病人尿袋內裝有大量尿液,提供學員冷利尿(Cold diuresis)的
   線索。

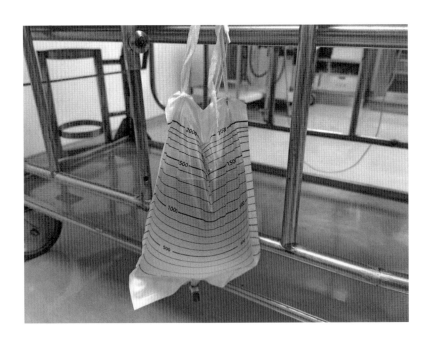

3-3　教案指引

一、考生指引

病人姓名：蘇千任

年齡／性別：40 歲／男性

地點：內科加護病房

主訴：病人下午於游泳池邊，突然不省人事、摔入泳池。泳池救生員有進行心肺復甦術（CPR）、自動體外心臟電擊去顫器（AED）電擊2次，送至急診又進行CPR 6分鐘、電擊3次，在回復自發心跳、插管使用呼吸器後，病人被送入加護病房。

. . . .

需達成之任務：你是當天加護病房的值班住院醫師，請妥善處理病人的問題，改善病人的預後。

藥物：若要給藥，請唸出藥名，輸液請直接掛在點滴架上、針劑請直接由靜脈留置針（IC）推藥。

. . . .

■ 測驗時間：16分鐘

■ 回饋時間：5分鐘

※ 相關檢查報告（放置於診間桌面上）

病人姓名：蘇千任

年齡性別：40 歲，男性

••

● 電腦工程師

● 平日身體健壯、練鐵人三項

● Ex-smoker, quit it for 8 years

● 過去病史：

1. Hyperlipidemia without medication

● 入院診斷（急診收入院）：

1. Out hospital cardiac arrest (OHCA)

● T: 36.2℃ ; P: 97/min; RR: 18/min; BP: 104/76 mmHg

● BW: 65 kg, Ht: 167 cm, BMI: 23.3

● PE:

Conscious: Coma, smooth breath pattern

Chest auscultation: clear

Heart sound: RHB, no murmur

Legs: no pitting edema

● Brain CT without contrast:

No significant abnormal finding seen.

● 抽血報告，考生有要求時才給

1. CBC

【CBC】

Hemoglobin	15.2	g/dL	13.0 - 18.0	
HT	47.2	%	40.0 - 54.0	
WBC	7.0	10^3/uL	4.00 - 10.00	
WBC-DC				
Band	0.0	%	0.0 - 6.0	
Neut	6.0	%	55.0 - 75.0	
Eosin	1.0	%	0.0 - 5.0	
Baso	0.0	%	0.0 - 1.0	
Monocyte	4.0	%	0.0 - 10.0	
Lymphocyte	89.0	%	20.0 - 40.0	
Platelet	201	10^3/uL	140 - 450	

● 抽血報告，考生有要求時才給

2. Biochemistry（生化）

【SERUM/PLASMA】

Glucose(AC)	H 304	mg/dL	70 - 99
Total Bilirubin	0.6	mg/dL	0.3 - 1.2
AST(GOT)	H 119	IU/L	15 - 41
CK	207	IU/L	38 - 397
Troponin-I	0.02	ng/mL	AMI Cutoff: <0.5 ng/mL
			URL (Upper reference limit): 0.04 ng/mL
Ammonia	HHH 355	ug/dL	19 - 60
Comments: rechecked			
CRP	0.05	mg/dL	<0.80
Amylase	97	U/L	28 - 100
BUN	16	mg/dL	8 - 20
Creatinine	H 1.3	mg/dL	0.4 - 1.2
GFR			
Estimated GFR(MDRD)	60.8	mL/min	
K	4.7	mEq/L	3.5 - 5.1
Na	142	mEq/L	136 - 144
CKMB	2.9	ng/mL	<5.4 -
CKMB mass/Total CK	1.4	%	

● **抽血報告，考生有要求時才給**

3. ABG（動脈血氣體分析）

項 目 名 稱	結果值	單位	參考值範圍
pH	6.880		(7.35 ~ 7.45)
PaCO2	75	mmHg	(32 ~ 45)
PaO2	34	mmHg	(75 ~ 100)
HCO3	14	mmol/L	(20 ~ 26)
BE	-19.9	mmol/L	(-2 ~ +2)
SaO2	27.0	%	

氧氣治療種類：

呼吸器（Mechanical ventilator）；FiO_2: 1.0/PEEP: 5 cmH_2O

項 目 名 稱	結果值	單位	參考值範圍
pH	7.383		(7.35 ~ 7.45)
PaCO2	38.6	mmHg	(32 ~ 45)
PaO2	364.1	mmHg	(75 ~ 100)
HCO3	22.4	mmol/L	(20 ~ 26)
BE	-2.6	mmol/L	(-2 ~ +2)
SaO2	99.8	%	

● 放射線報告，考生有要求時才給

4. CXR

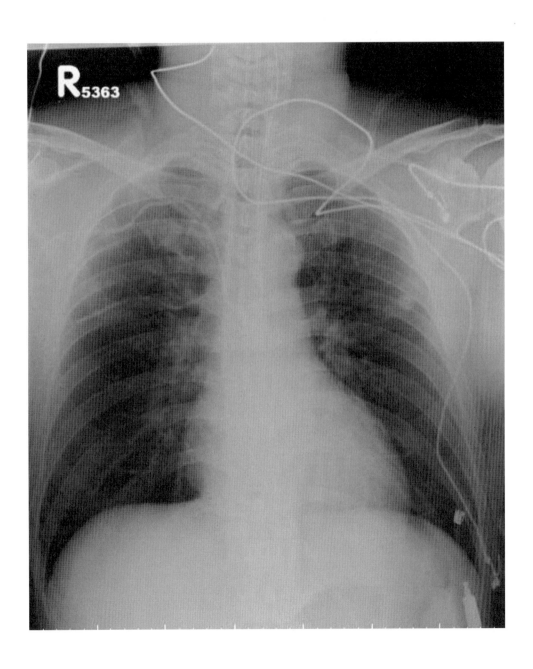

● 心電圖報告，考生有要求時才給

5.心電圖

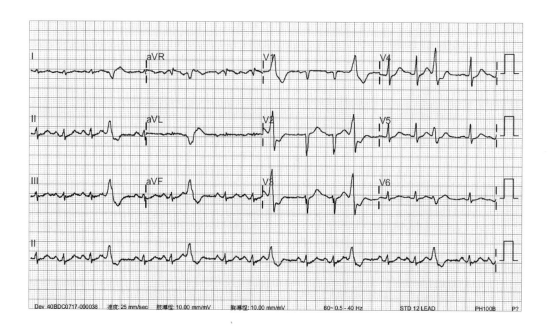

● 腦波圖，考生有要求時才給

6.腦波圖（第2幕）

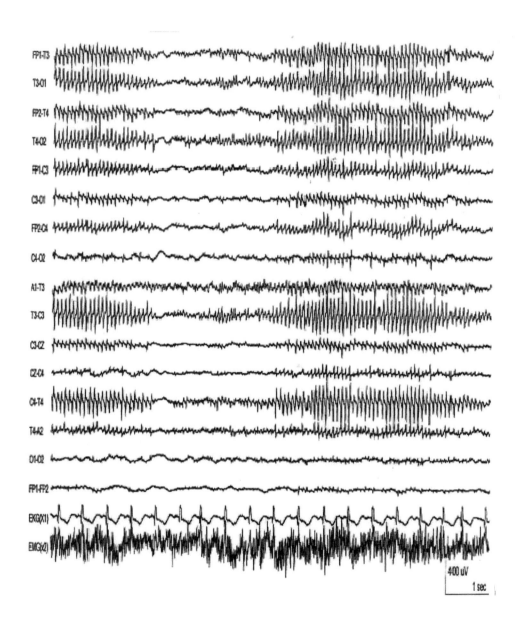

● 腦波圖，考生有要求時才給

7. 腦波圖（第5幕）

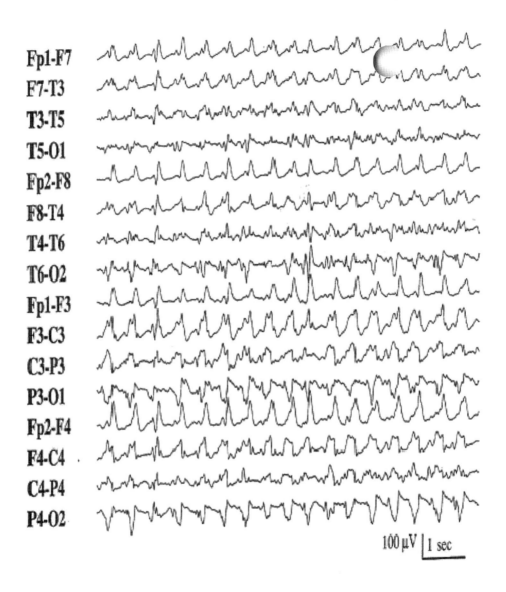

※ 藥物列表

針劑（N/S in 5cc 空針）各 1 支	輸液（500 ml N/S）各 2 瓶
Adrenalin (Bosmin)	Normal saline
Atropine	Lactated Ringer's solution
MgSO4	D5W
Meperidine (Demerol)	
Propofol (Diprivan)	升壓藥（500 ml N/S 瓶）各 1 瓶
Succinylcholine (Relaxin)	Levophed (Norepinephrine)
Lorazepam (Ativan)	Dopamine
Phenytoin (Dilantin)	Vasopressin (Pitressin)
Valproic acid (Depakene)	
Levetiracetam (Keppra)	
Ca chloride (Vitacal)	
NaHCO$_3$ (Sod. Bicarbonate)	
Amiodarone (Cordarone)	
Lidocaine (Xylocaine)	
Propacetamol HCl (Aetamol)	

二、考官指引

※ 本題測驗目的：

■病人照護　■專業知識　□人際關係及溝通技巧

□專業素養　□制度下之臨床工作　□從工作中學習及成長

病人姓名：蘇千任 40 歲，男性

地點：內科加護病房

....

● **主訴**：病人下午於游泳池邊，突然不省人事、摔入泳池。泳池救生員有進行心肺復甦術（CPR）、自動體外心臟電擊去顫器（AED）電擊2次，送至急診又進行CPR 6分鐘、電擊3次，在回復自發心跳、插管使用呼吸器後，病人被送入加護病房。

....

● **考生需達成之任務：**

考生擔任加護病房住院醫師，決定病人的處置、進行低溫治療，並排除可能會遇到的問題。

※ 教案流程表

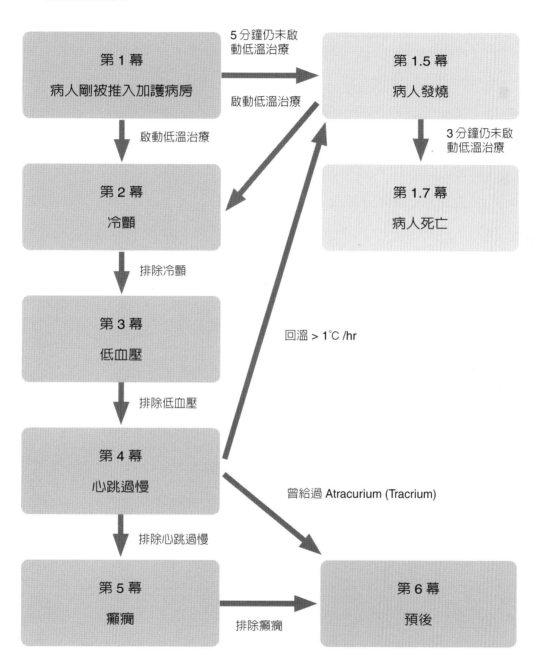

● 在第1幕,考生應初步詢問並了解病人的情況、進行理學檢查,並取得初步抽血、心電圖（EKG）、動脈血氣體分析（ABG）、胸部X光（CxR）等資料後,可以先指示初步處置,並考慮啟動低溫治療【需詢問並排除禁忌症（Contraindication）】。

● 桌上置有急救藥物與治療藥物,請考生要施打藥物時直接拿取、口述並給予【輸液類藥物請直接掛在點滴架上、針劑類藥物請直接由靜脈留置針（IC）推藥】。

● 若考生於5分鐘後仍然沒有啟動低溫治療,則進入1.5幕。護理師告知病人有發高燒、心跳過速的情況。若在三分鐘還沒啟動低溫治療,可考慮進入低血壓、心跳變慢的狀況,甚至進展至心跳停止、病人死亡。

● 若考生有達成每一幕的目標,則排除狀況、進入下一幕。

【第1幕】序幕

● **目標**:啟動低溫治療（有達成第2項即可進入第2幕）。

1. 4℃林格氏液3~4瓶（30 ml/kg = 1950 ml）。

2. 冰毯／冰袋或北極日（Arctic Sun）低體溫調節系統。

● 額外目標:會診心臟科醫師,評估是否需要做緊急血管介入性治療（PCI）。

● ●

● 考生應初步詢問並了解病人的情況、進行理學檢查,並取得初步抽血、心電圖（EKG）、動脈血氣體分析（ABG）、胸部X光（CxR）等資料後,可以先指示初步處置,並考慮啟動低溫治療（需詢問並排除可能的contraindication）。

- 低溫治療方式：⑴ Induction：4℃ Lactated Ringer's solution 30 ml/kg；⑵ 體溫調控系統：Cooling blanket + Ice pack或Arctic Sun® Temperature Management System。
- 低溫治療目標溫度：Mild hypothermia (32-34℃)。
- 低溫治療期間：開始執行低溫治療24小時後開始回溫。
- 回溫：越慢越好（< 0.25℃/hours）。
- 低溫治療排除條件：

  Awake spontaneously

  Pregnancy

  Initial BT < 30℃

  Terminal illness

  Arrest > 6 hours

  Primary intracranial event

【第2幕】冷顫

- **目標：**冷顫處理（1+2+3或是4即可進入第3幕）。
  1. $MgSO_4$
  2. Meperidine (Demerol)
  3. Propofol (Diprivan)
  4. Succinylcholine (Relaxin) / Atracurium (Tracrium)

∙∙

- 一開始由考官啟動高擬真假人全身震動功能。考生應詢問並了解病人的情況，判定可能為冷顫（Shivering）情況，並給予藥物處置、繼續低溫治療的進行。

【第 3 幕】低血壓

- **目標**：低血壓處理（輸液共1,000 ml或使用兩種升壓藥物，即可進入第4幕）。
  1. 輸液 1,000 ml 以上
  2. 使用兩種升壓藥物

- 一開始由考官將SBP設定於70~80 mmHg。考生應詢問並了解病人的情況，決定病人的後續處置。若考生有注意到病人的尿量（2,800 ml/4hr），可判定病人可能為冷利尿（Cold diuresis）的現象，主要應以輸液來治療低血壓的情形。
- 高擬真假人的尿袋中，可放大量淺色尿液作為線索。

【第 4 幕】心跳過慢

- **目標**：觀察或回溫皆可進入第5幕。
  1. 觀察即可
  2. 回溫

- 一開始由考官將心跳設定於40~50/min。考生應詢問並了解病人的情況，決定病人的後續處置。
- 若是回溫 ≥ 1℃/hour，則進入第1.5幕。

【第 5 幕】癲癇

- **目標：癲癇處理【（1或2）且（3或4或5）即可進入第6幕】。**
  1. Lorazepam
  2. Propofol
  3. Phenytoin
  4. Valproic acid
  5. Levetiracetam

∙∙∙

- 一開始由考官啟動高擬眞假人全身震動功能。考生應詢問並了解病人的情況，判定可能爲癲癇（Seizure）的情況，並給予藥物處置。
- 若病人在此階段前有給予過Atracurium（Tracrium），則直接跳過此幕。

【第 6 幕】預後

- 一開始由護理師詢問考生：「病人太太問及病人是否會清醒？假若不會清醒，她想要放棄治療，晚上會客要怎麼回答她？」

∙∙∙

- 目前建議神經學預後的評估，需等到回溫後至少72小時，false positive rate才會趨近於零。
- 考生應該回答目前仍無法評估，需要回溫後 ≥ 72小時（ROSC後 ≥ 5天），才能比較確實的預測。

三、SP 指引（劇本）

標準化病人指引：您是加護病房的護理師，剛從急診交完班，轉入一名院外心跳停止（OHCA）的病人，現在加護病房的住院醫師將來接手病人的後續照顧。

考題說明

■ **測驗主題：**心跳停止病人的處置與低溫治療。

■ **演出任務：**協助考生處置病人，並提供相對應的回應；此外可於考生陷入慌亂時，提供低限度的引導。

■ **情境：**您在內科加護病房的病床旁照護病人，了解病人的病情變化（包括急診交班事項以及在加護病房中發生的事情）。若住院醫師有詢問的時候，都可以完整回答；若住院醫師沒有詢問時，可以依照臨床慣例予以報告，引導考生進行後續處置，以進入後續場景。應對中表現護理專業、不須有過度的情緒起伏（情緒指數score < 5/10）。

■ **人力和道具：**加護病房護理師SP 1名。特殊型安妮、endo、病人插管使用呼吸器、左手設有靜脈留置針（IC）；病床設有點滴架，床頭設有生理監視器，旁邊設有藥物車，並放置有標示藥名的點滴與針劑藥物。

■ **演出時間：**16 分鐘

■ **回饋時間：**5 分鐘

回應考生原則

被動接受詢問，若考生以開放式問句，可多回答訊息；若考生沒有任何動作或是陷入慌亂，可以提供低限的引導。

劇情摘要

【第1幕】序幕

- **地點：**內科加護病房
- **事件：**病人為40歲男性，平日相對健康。此次因為院外心跳停止（OHCA）被送至急診，經過急救、電擊、插管後恢復自發心跳（ROSC）。待初步檢查結果出來，經總值醫師評估後，病人入住加護病房，接受後續治療與照護。
- **腦部電腦斷層（無顯影劑）：**無特殊異常發現
- **過去病史：**高血脂症，無藥物治療
- **生命徵象範圍：**BT：36.5, HR: 80～100 /min, RR: 16～20 /min, BP: 100～120/70～80 mmHg

- **時間與演員劇本**
  1. 護理師在現場（加護病房），剛和急診護理師交完班，將病人挪至MI-14病床上。
  2. 護理師：「某某醫師，急診入院的新病人，麻煩你來接一下。」
  3. 醫師到達病床旁，護理師也至病床旁協助。
  4. 醫師可以詢問病史，依照病患基本資料回答。若不包含在基本資料中，則回答：「不知道」或是「沒有交到班」。
  5. 醫師可以進行PE，依照病患基本資料回答。若不包含在基本資料中則回答：「正常。」
  6. 醫師可以詢問抽血結果或是進行抽血，依照醫師要求提供結果。若是沒有資料的項目，則回答：「我來抽血送驗，請你開立醫囑。」

7. 若醫師沉默超過30秒或是放空時，詢問：「某某醫師，接下來要怎麼辦？要不要聯絡家屬？」

8. 醫師正在評估病人。

9. 醫師詢問病人是否有懷孕，護理師：「某某醫師，你別鬧了！病人是男的耶！」

10. 醫師詢問病人心臟停止距現在多久，護理師：「差不多兩個小時。」

11. 醫師決定會診心臟科醫師，護理師：「心臟科醫師已經在趕來的路上了！」

12. 醫師決定進行低溫治療，護理師：「某某醫師，我們要怎麼幫病人降溫？」

13. 醫師決定使用北極日（Arctic Sun）低體溫調節系統，護理師：「這要叫家屬自費嗎？」

14. 醫師決定使用冰毯或北極日（Arctic Sun）低體溫調節系統，護理師：「我們要把體溫降到幾度？」

15. 醫師決定使用冰毯或北極日（Arctic Sun）低體溫調節系統，理師：「體溫降到XX度後要維持多久？什麼時候要回溫？」

16. 醫師決定使用冰毯或北極日（Arctic Sun）低體溫調節系統，護理師：「回溫的速度要怎麼設定？」

17. 醫師成功幫病人裝置、設定好低溫治療。

【第 2 幕】冷顫（Shivering）

● **地點：** 內科加護病房

● **生命徵象範圍：** BT：35.5, HR: 80～100 /min, RR: 16～20 /min, BP: 100～120/70～80 mmHg

● **事件：** 病人開始接受低溫治療約50分鐘，全身出現持續顫抖。

● **時間與演員劇本**

1. 護理師和醫師都在現場（加護病房），病人躺在MI-14病床上。

2. 病人全身顫抖。

3. 若醫師沉默超過30秒或是放空時，詢問：「某某醫師，病人全身都在抖動，有需要做處理嗎？」

4. 醫師到達病床旁，護理師也至病床旁協助。

5. 醫師可以詢問病史，依照病患基本資料回答。若不包含在基本資料中，則回答：「不知道」或是「沒有交到班」。

6. 醫師可以進行PE，依照病患基本資料回答。若不包含在基本資料中，則回答：「正常。」

7. 醫師可以詢問抽血結果或是進行抽血，依照醫師要求提供結果。若是沒有資料的項目，則回答：「某某醫師，我來抽血送驗，請你開立醫囑。」

8. 醫師正在評估病人。

9. 醫師決定做腦波檢查，護理師將腦波圖遞給醫師：「腦波印出來了。」

10. 醫師詢問病人體溫，護理師：「目前是35.5度。」

11. 醫師給予藥物治療。

12. 病人冷顫消退。

【第 3 幕】低血壓（Hypotension）

- **地點：**內科加護病房
- **事件：**病人開始接受低溫治療約3.5小時，血壓監測器發出警告聲。
- **生命徵象範圍：**BT：33, HR: 110～130, RR: 16～-20, BP: 70～80/40～50 mmHg

••

- **時間與演員劇本**

    1. 護理師和醫師都在現場（加護病房），病人躺在MI-14病床上。
    2. 血壓監測器發出警告聲。
    3. 護理師：「某某醫師，病人現在血壓很低。要怎麼處理？」
    4. 醫師到達病床旁，護理師也至病床旁協助。
    5. 醫師可以詢問病史，依照病患基本資料回答。若不包含在基本資料中，則回答：「不知道」或是「沒有交到班」。
    6. 醫師可以進行PE，依照病患基本資料回答。若不包含在基本資料中，則回答：「正常。」
    7. 醫師可以詢問抽血結果或是進行抽血，依照醫師要求提供結果。若是沒有資料的項目，則回答：「某某醫師，我來抽血送驗，請你開立醫囑。」
    8. 醫師正在評估病人
    9. 醫師詢問病人尿量，護理師：「進來加護病房4個小時，尿總共有2,800ml。」
    10. 若醫師沉默超過30秒或是放空時，詢問：「某某醫師，你沒有辦法決定的話，要不要打電話問VS？」
    11. 醫師給予藥物治療。
    12. 病人血壓逐漸回復正常。

【第 4 幕】心跳過慢（**Bradycardi**）

● **地點：**內科加護病房

● **事件：**病人開始接受低溫治療約6小時，血壓監測器發出警告聲。

● **生命徵象範圍：**BT：33, HR: 40～50, RR: 16～20, BP: 110～130/75～85 mmHg

● **時間與演員劇本**

1. 護理師和醫師都在現場（加護病房），病人躺在MI-14病床上。

2. 血壓監測器發出警告聲。

3. 護理師：「某某醫師，病人現在心跳變得很慢。要怎麼處理？」

4. 醫師到達病床旁，護理師也至病床旁協助。

5. 醫師可以詢問病史，依照病患基本資料回答。若不包含在基本資料中，則回答：「不知道」或是「沒有交到班」。

6. 醫師可以進行PE，依照病患基本資料回答。若不包含在基本資料中則回答：「正常。」

7. 醫師可以詢問抽血結果或是進行抽血，依照醫師要求提供結果。若是沒有資料的項目，則回答：「某某醫師，我來抽血送驗，請你開立醫囑。」

8. 醫師正在評估病人。

9. 醫師詢問病人的生命徵象，護理師：「剛剛量的體溫33度、心跳48、血壓117/78 mmHg。」

10. 若醫師沉默超過30秒或是放空時，詢問：「某某醫師，你沒有辦法決定的話，要不要打電話問VS？」

11. 醫師想要使用體外心臟節律器（trancutaneous pacing），護理

師：「我們單位沒有，我打電話去急診借。需要一起把Thumper借回來嗎？」

12. 醫師指示給予病人回溫；護理師：「要怎麼回溫？速度怎麼設定？」

13. 醫師指示若血壓仍穩定，則觀察即可。

【第5幕】癲癇（Seizure）

- **地點：**內科加護病房
- **事件：**病人開始接受低溫治療約7小時，全身出現持續顫抖。
- **生命徵象範圍：**BT：33.5, HR: 40～50, RR: 16～20, BP: 110～130/75～85 mmHg

....

- **時間與演員劇本**
  1. 護理師和醫師都在現場（加護病房），病人躺在MI-14病床上。
  2. 病人全身顫抖。
  3. 若醫師沉默超過30秒或是放空時，詢問：「某某醫師，病人全身都在抖動，有需要做處理嗎？」
  4. 醫師到達病床旁，護理師也至病床旁協助。
  5. 醫師可以詢問病史，依照病患基本資料回答。若不包含在基本資料中，則回答：「不知道」或是「沒有交到班」。
  6. 醫師可以進行PE，依照病患基本資料回答。若不包含在基本資料中，則回答：「正常。」
  7. 醫師可以詢問抽血結果或是進行抽血，依照醫師要求提供結果。若是沒有資料的項目，則回答：「某某醫師，我來抽血送驗，請你開立醫囑。」

8. 醫師正在評估病人。

9. 醫師決定做腦波檢查，護理師將腦波圖遞給醫師：「腦波印出來了。」

10. 醫師詢問病人體溫，護理師：「目前是33.5度。」

11. 醫師給予藥物治療。

12. 病人癲癇消退。

【第6幕】預後

● **地點：**內科加護病房

● **事件：**病人開始接受低溫治療約9小時，病人病況相對穩定。

● **生命徵象範圍：**BT：33, HR: 40～50, RR: 16～20, BP: 100～120/70～80 mmHg

● **時間與演員劇本**

1. 護理師和醫師都在現場（加護病房），病人躺在MI-14病床上。

2. 護理師：「某某醫師，病人太太問及病人是否會清醒，假若不會清醒，她想要放棄治療。晚上會客要怎麼回答她？」

3. 醫師到達病床旁，護理師也至病床旁協助。

4. 醫師可以詢問病史，依照病患基本資料回答。若不包含在基本資料中，則回答：「不知道」或是「沒有交到班」。

5. 醫師可以進行PE，依照病患基本資料回答。若不包含在基本資料中，則回答：「正常。」

6. 醫師可以詢問抽血結果或是進行抽血，依照醫師要求提供結果。若是沒有資料的項目，則回答：「某某醫師，我來抽血送驗，請

你開立醫囑。」

7. 醫師正在評估病人。

8. 醫師詢問病人意識狀態：護理師：「意識狀態仍然是昏迷（Coma）。」

9. 若醫師沉默超過30秒或是放空時，詢問「某某醫師，你沒有辦法決定的話，要不要打電話問VS？」

10. 醫師給予指示。

【第 1.5 幕】發燒

● **地點**：內科加護病房

● **事件**：病人住院後約兩個小時，病人有發燒的現象。（若是回溫太快：病人開始接受低溫治療約7小時，病人有發燒的現象。）

● **生命徵象範圍**：BT：38～38.5, HR: 110～130, RR: 16～20, BP: 110～130/75～85 mmHg

∙∙

● **時間與演員劇本**

1. 護理師和醫師都在現場（加護病房），病人躺在MI-14病床上。

2. 護理師：「病人體溫量到38.2度，有要做什麼處理嗎？」

3. 醫師到達病床旁，護理師也至病床旁協助。

4. 醫師可以詢問病史，依照病患基本資料回答。若不包含在基本資料中，則回答：「不知道」或是「沒有交到班」。

5. 醫師可以進行PE，依照病患基本資料回答。若不包含在基本資料中，則回答：「正常。」

6. 醫師可以詢問抽血結果或是進行抽血，依照醫師要求提供結果。

若是沒有資料的項目，則回答：「某某醫師，我來抽血送驗，請你開立醫囑。」

7. 醫師正在評估病人。

8. 若醫師沉默超過30秒或是放空時，詢問「某某醫師，你沒有辦法決定的話，要不要打電話問VS？」

9. 醫師決定進行低溫治療，護理師：「某某醫師，我們要怎麼幫病人降溫？」

10. 醫師決定使用北極日（Arctic Sun）低體溫調節系統，護理師：「這要叫家屬自費嗎？」

11. 醫師決定使用冰毯或北極日（Arctic Sun）低體溫調節系統，護理師：「我們要把體溫降到幾度？」

12. 醫師決定使用冰毯或北極日（Arctic Sun）低體溫調節系統，護理師：「體溫降到XX度後要維持多久？什麼時候要回溫？」

13. 醫師決定使用冰毯或北極日（Arctic Sun）低體溫調節系統，護理師：「回溫的速度要怎麼設定？」

14. 醫師成功幫病人裝置、設定好低溫治療。

【第1.7幕】病人死亡

- **地點：**內科加護病房
- **事件：**病人開始發燒後1小時。
- **生命徵象範圍：**BT：38.5～39, HR: 30～40, RR: 16～20, BP: 70～80/40～50 mmHg

● **時間與演員劇本**

1. 護理師和醫師都在現場（加護病房），病人躺在MI-14病床上。
2. 血壓監測器發出警告聲。
3. 護理師：「病人心跳越來越慢，血壓量不太到了。」
4. 醫師到達病床旁，護理師也至病床旁協助。
5. EKG monitor上顯示standstill。
6. 病人死亡。

評分標準

1. 了解環境：能詢問護理師病人狀況、疾病史等。
2. 對潛在問題能預先計畫：了解整個療程、對遇到的問題能夠迅速處置。
3. 承擔領導的角色：能表現領導的角色。
4. 專業行為與人際溝通：能表現專業行為且與組員溝通良好。
5. 保持警覺：對於病患狀況以及組員狀況的變化保持警覺。
6. 訊息的利用：能對抽血報告做出決策。
7. 承認極限／及早求助：當有困難時，能夠及早call help。

說明：

1. 本教案是高擬真假人教案，利用模擬演練的方式，訓練考生在醫護團隊中扮演決策者的角色。本教案的情境現場除有高擬真假人外，另有一名護理師搭配演出醫護團隊中的角色。

3-4　評分設計

※ 評分表

■ **測驗項目**：心跳停止之低溫治療。

■ **測驗時間**：16分鐘；回饋時間：5分鐘

■ **測驗考生**：＿＿＿＿＿＿＿　准考證編號：＿＿＿＿＿＿＿

評分項目：（10-15 項）	評量考生			
	2	1	0	
操作技能技術表現	完全 做到	部分 做到	沒有 做到	註解
1. 確認病人的意識狀態		■		
2. 確認病人開始急救時的心律		■		
3. 確認適應症、排除條件，啟動低溫治療				部分做到：沒確認排除 條件／僅使用冰毯或北 極日
4. 低溫治療的目標溫度、治療期間正確				部分做到：僅其中一項 　　　　　正確 目標溫度：32~34℃ 治療時間：≥ 24 hrs 再 　　　　　回溫
5. 回溫速度越慢越好		■		
6. 考慮冠狀動脈疾病引起的心跳停止，會診心 臟科評估是否啟動緊急血管介入性治療		■		
7. 冷顫時，確認病人的核心體溫		■		
8. 正確處置冷顫		■		
9. 低血壓時，確認病人的尿液量		■		
10. 以搶救輸液處置冷利尿引起的低血壓				部分做到：僅使用升壓 　　　　　藥物
11. 心跳過慢時，確認病人的血壓與生命徵象		■		
12. 對於心跳過慢，決定觀察即可		■		
13. 癲癇時，安排腦波檢查		■		
14. 給予病人抗癲癇藥物		■		
15. 對於神經學預後的評估，表示至少需等到回 溫後 3 天（心臟停止後 5 天）之後，才能評 估		■		
備註：	簽名：			

整體表現	說明	差 1分	待加強 2分	普通 3分	良好 4分	優秀 5分
	評分					

評分說明：

5 非常同意：表現值得讚許　　　2 不同意：部分需改善

4 同意：表現優良　　　　　　　1 非常不同意：需大幅改善與檢討

3 普通：合乎期待　　　　　　　N/A：無法針對此項目進行評估

3-5　教學經驗分享

　　馬偕醫院的住院醫師從第一年的最後幾個月開始進入加護病房接受訓練，經過第二年白天的訓練與值班磨練之後，多少都有親手治療過數個至十數個到院前心臟停止（OHCA）的病人，也有執行過低溫治療的經驗。因此，這個教案作為學員第二年住院醫師重症訓練成果的驗收，理論上在第二年升第三年的五個擬真教學教案中，應該並不是特別困難的一站。不過以這五年的經驗，真的能夠注意到每個細節、很平順的完成教案設定任務者寥寥無幾，甚至每年都會遇到兩三位學員在一些關節上卡關、沒有辦法拿定主意，往往令我心裡為他們著急，最後造成無法在時限內將六幕場景都完成。以下分享三點這些年來的教學心得。

一、「沒想到」讓你錯失治療的機會

　　美國心臟協會（AHA）的心肺復甦術（CPR）治療指引，從2005年就已經建議在到院前心跳停止（OHCA）復甦後沒有清醒的病人進行低溫治療[7]，但是在美國的回溯性研究發現，從2013至2016年也只有

46.4%的OHCA病人在住院後接受低溫治療[22]。在2006年一個對22,48位重症、心臟與急診醫師的網路研究[23]，問及為什麼不對OHCA的病人進行低溫治療，有35%的醫師認為技術上太過困難，但同時有**33%的醫師表示根本沒有想到它**。

　　雖然每位學員都已經通過高級心臟救命術（ACLS）的認證，而且在進行臨床情境模擬教學（SBE）前，會提早給予學員相關的閱讀資料，不過每年仍有一、兩位學員在進入模擬加護病房以後，很認真的研究病歷、進行抽血檢查、管路放置、解釋病情，就是沒想到要對這位意識昏迷的OHCA病人進行低溫治療，而還真的要進行到1.5幕，藉由發燒來提示一下學員。

　　若是值班碰上卻「沒想到」時，不會有好心的考官「提醒」學員，當然就不會進行低溫治療，往往需要等到重症專責醫師隔天上班後才會發現，這時已經錯失治療的最佳時機。我總是一再提醒學員，當低溫治療被寫進診治指引、同時健保已經有給付的狀況下[註]，假若沒有足夠的理由，卻不進行低溫治療，在有醫療糾紛的情況下，將會處於相對不利的立場。

二、「沒遇到」讓你延長精通的時間

　　低溫治療容易學會，但是不容易精通。怎麼說呢？一項技能通常包括外顯（explicit）以及內隱（implicit）兩個面向。外顯是指正常情況會怎麼做，而內隱則是指意外狀況或是在高壓力的狀況下會怎麼做。外顯經驗的累積比較容易，但是內隱經驗的累積比較依靠運氣，而要成為一名專家，外顯跟內隱的經驗都是必備的。

註：北極日 (Arctic Sun) 體外降溫系統、Thermogard 血管內置溫度調節系統自 2018 年 6 月[25]、心跳停止之低溫療法自 2019 年 4 月[26] 開始，臺灣全民健康保險已經給付。

在教案最後回饋的時候，我總是會問學員們有處置過低溫治療的病人嗎？有些學員很哀怨的回答，「我運氣很衰，一個月總是碰到四、五個。」一般會想，這些學員進行低溫治療的經驗豐富，應該表現比較優良吧？不過我的觀察發現，學員的表現跟他們進行低溫治療的次數並沒有明顯關係。我想原因有兩個，第一是有些學員太依賴快速鍵，而沒有細看快速鍵的內容或理解其中的原理；第二是他們很少遇到教案裡面的這些併發症。

　　擬真教學特別適合創造這些少見的意外狀況或是營造高壓力的情境，不僅可以補足真實世界裡稀缺的內隱經驗、不怕學員在其中犯錯，而且還可以快速的回饋。舉例來說，在第四幕心跳過慢的場景中，大概有八成學員可以在第一個時間辨識出這是低溫時正常的生理變化，也很快地確認生命徵象與血壓都在正常範圍內，但只有不到一半學員果斷的決定觀察即可，剩下的總是覺得哪裡不對、打半支atropin、吊上dopamin、打KCl、貼TCP設定45/min的速率等處置都出籠了。當回饋的時候，我告訴他們心跳過緩（<50/min）不僅是低溫時正常的生理變化，甚至有研究指出，這是一個低溫治療降低死亡率、改善神經學預後的早期指標[24]，當血壓正常時，將心跳維持>60/min是沒有必要的，總是有學員露出恍然大悟的表情，我想他們以後就知道要怎麼處理這樣的狀況了。

三、「找原因」讓你成為更好的醫師

　　由於課前的閱讀材料裡面已經寫明，大概九成五的學員都能夠想到一個到院前心跳停止（OHCA）、經過急救仍然昏迷的病人必須要進行低溫治療，都能順利啟動並陸續完成整個教案設定的目標。不過

令人訝異的是是，五年來，大概只有三成學員會想到去會診心臟專科醫師，或是去追蹤心肌酵素與心電圖。

在住院醫師的訓練之中、尤其是在值班的狀況下，不少人都是**專注在「處理問題」而非「尋找原因」**。我們總是抱怨值班醫師聽到病人血氧濃度偏低，只有調高氧氣面罩的氧氣濃度，而不在當下追蹤胸部X光片，只想著繼續睡覺、將病人交給隔天當班的醫師處理，卻沒想到忽略低血氧的原因，這可能會讓病人在下一刻需要緊急插管或甚至急救。

在這個教案中也是同樣的情況，進行低溫治療只是「處理問題」，而找出心臟停止的「原因」，或許可以幫病人多做一些。以教案中的蘇先生而言，一個只有高血脂症的40歲男性，突然昏倒、需要AED電擊的心律不整，至少有48%的機會，是因為冠狀動脈疾病所造成的心跳停止[11]。雖然說心電圖沒有明顯的ST段上升，不過以住院醫師而言，找心臟專科醫師來討論後續治療的必要性是合理的；保守一點的話，至少在四個小時後追蹤心肌酵素與心電圖，才不會延誤病人接受適當治療的機會。當一位醫師在「處理問題」的同時，還試著「找原因」，才有機會成為更稱職的醫師。

總而言之，這個教案定位在驗收對心跳停止病人與低溫治療的處置，對於一個經過良好訓練、並隨時注意細節的準第三年住院醫師而言，應該不會是太難的挑戰。不過，同時也可以補足部分住院醫師欠缺的經驗，或是可以挑出一些相對不適任的住院醫師，在第三年的時候做加強輔導訓練。

參考文獻

1. 內政部消防署緊急救護急救成功統計：2019: avaiable from https://www.nfa.gov.tw/cht/index.php?code=list&flag=detail&ids=221&article_id=7265.

2. Sasson C, Rogers MA, Dahl J, Kellermann AL. Predictors of survival from out-of-hospital cardiac arrest: a systematic review and meta-analysis. Circulation. *Cardiovascular quality and outcomes*. 2010; 3(1): 63-81.

3. Suffoletto B, Peberdy MA, van der Hoek T, Callaway C. Body temperature changes are associated with outcomes following in-hospital cardiac arrest and return of spontaneous circulation. *Resuscitation*. 2009; 80(12):1365-1370.

4. Zeiner A, Holzer M, Sterz F, et al. Hyperthermia after cardiac arrest is associated with an unfavorable neurologic outcome. *Archives of internal medicine*. 2001; 161(16): 2007-2012.

5. Bernard SA, Gray TW, Buist MD, et al. Treatment of comatose survivors of out-of-hospital cardiac arrest with induced hypothermia. *The New England journal of medicine*. 2002; 346(8): 557-563.

6. Mild therapeutic hypothermia to improve the neurologic outcome after cardiac arrest. *The New England journal of medicine*. 2002;346(8):549-556.

7. 2005 American Heart Association Guidelines for Cardiopulmonary Resuscitation and Emergency Cardiovascular Care, Part 7.5: Postresuscitation Support. *Circulation*. 2005; 112(24 suppl): IV-84–IV-88.

8. Wang CJ, Yang SH, Lee CH, Lin RL, Peng MJ, Wu CL. Therapeutic hypothermia application vs standard support care in post resuscitated out-of-hospital cardiac arrest patients. *The American journal of emergency medicine*. 2013; 31(2): 319-325.

9. Che D, Li L, Kopil CM, Liu Z, Guo W, Neumar RW. Impact of therapeutic hypothermia onset and duration on survival, neurologic function, and neurodegeneration after cardiac arrest. *Critical care medicine*. 2011; 39(6): 1423-1430.

10. Stanger D, Kawano T, Malhi N, et al. Door-to-Targeted Temperature Management Initiation Time and Outcomes in Out-of-Hospital Cardiac Arrest: Insights From the Continuous Chest Compressions Trial. *Journal of the American Heart Association*. 2019; 8(9): e012001.

11. Spaulding CM, Joly LM, Rosenberg A, et al. Immediate coronary angiography in survivors of out-of-hospital cardiac arrest. *The New England journal of medicine*. 1997; 336(23): 1629-1633.

12. Callaway CW, Donnino MW, Fink EL, et al. Part 8: Post-Cardiac Arrest Care: 2015 American Heart Association Guidelines Update for Cardiopulmonary Resuscitation and Emergency Cardiovascular Care. *Circulation*. 2015; 132(18 Suppl 2): S465-482.

13. Camuglia AC, Randhawa VK, Lavi S, Walters DL. Cardiac catheterization is associated with superior outcomes for survivors of out of hospital cardiac arrest: review and meta-analysis. *Resuscitation*. 2014; 85(11): 1533-1540.

14. Kupchik NL. Development and implementation of a therapeutic

hypothermia protocol. *Critical care medicine*. 2009; 37(7 Suppl): S279-284.

15. Ashwood ER, Kost G, Kenny M. Temperature correction of blood-gas and pH measurements. *Clinical chemistry*. 1983; 29(11): 1877-1885.

16. Scirica BM. Therapeutic hypothermia after cardiac arrest. *Circulation*. 2013; 127(2): 244-250.

17. Knight WA, Hart KW, Adeoye OM, et al. The incidence of seizures in patients undergoing therapeutic hypothermia after resuscitation from cardiac arrest. *Epilepsy research*. 2013; 106(3): 396-402.

18. Rittenberger JC, Popescu A, Brenner RP, Guyette FX, Callaway CW. Frequency and timing of nonconvulsive status epilepticus in comatose post-cardiac arrest subjects treated with hypothermia. *Neurocritical care*. 2012; 16(1): 114-122.

19. Paul M, Bougouin W, Geri G, et al. Delayed awakening after cardiac arrest: prevalence and risk factors in the Parisian registry. *Intensive care medicine*. 2016; 42(7): 1128-1136.

20. Okada K, Ohde S, Otani N, et al. Prediction protocol for neurological outcome for survivors of out-of-hospital cardiac arrest treated with targeted temperature management. *Resuscitation*. 2012; 83(6): 734-739.

21. Sandroni C, Cariou A, Cavallaro F, et al. Prognostication in comatose survivors of cardiac arrest: an advisory statement from the European Resuscitation Council and the European Society of Intensive Care Medicine. *Resuscitation*. 2014; 85(12): 1779-1789.

22. Bradley SM, Liu W, McNally B, et al. Temporal Trends in the Use of Therapeutic Hypothermia for Out-of-Hospital Cardiac Arrest. *JAMA network open.* 2018; 1(7): e184511.

23. Merchant RM, Soar J, Skrifvars MB, et al. Therapeutic hypothermia utilization among physicians after resuscitation from cardiac arrest. *Critical care medicine.* 2006; 34(7): 1935-1940.

24. Thomsen JH, Nielsen N, Hassager C, et al. Bradycardia During Targeted Temperature Management: An Early Marker of Lower Mortality and Favorable Neurologic Outcome in Comatose Out-of-Hospital Cardiac Arrest Patients. *Critical care medicine.* 2016; 44(2): 308-318.

25. 全民健康保險特材新收載品項明細表：2018: avaiable from https://www.nhi.gov.tw/DL.aspx?sitessn=292&u=LzAwMS299VcGxvYWQvMjkyL293JlbGZpbGUvMC298yNTU291Ni%292FmlrDmlLbovInnibnmnZDlk294HpoIXmmI297ntLDooagucGRm&n=295paw295pS226LyJ254m255p292Q295ZOB296aCF295piO257Sw296KGoLnBkZg%293D%293D&ico%220=.pdf.

26. 全民健康保險醫療服務給付項目：2020: avaiable from https://www.nhi.gov.tw/Content_List.aspx?n=58ED59C58D8417D8400B&topn=D8439E8412B8472B8410BDFA8415.

Chapter 4

主動脈氣球幫浦以及暫時性心律調節器基本概念及判讀

馬偕紀念醫院心臟內科：李俊偉醫師

前言

　　心臟問題一直以來是內科加護病房內常見而且棘手的問題，主動脈氣球幫浦（Intraaortic Balloon Pumping, IABP）是目前心臟重症醫療不可或缺的設備之一，常用於心因性休克、心臟衰竭之治療。

　　暫時性心律調節器（Temporary Transvenous Pacemaker, TPM）也是另一個目前心臟重症醫療的設備，主要是用在治療或預防心跳過慢，偶爾也會應用治療心室心律不症。

　　IABP 與 TPM是屬於高複雜度、高專業性技術，是內科加護病房裡常見的高階設備之一。過去住院醫師在有關IABP以及TPM的教學往往都是教室裡面利用投影片授課，或是隨機剛好照顧到的患者有使用IABP或是TPM的時候，才有機會學習到相關知識，對於在加護病房裡的住院醫師，學習效果參差不齊，且不易維持知能的精熟。

　　為了讓住院醫師未來在內科加護病房裡更能駕輕就熟，我們設計了這個教案，讓住院醫師在進入內科加護病房前，能夠有機會體驗發生心因性休克或是心跳過慢時的處理流程與方式，期望學員們在學習之後，都能夠更進一步的了解相關知識、鑑別診斷、使用的適應症，以及簡易困難排除，並在日後臨床服務時更能幫助患者。

教案題目：**IABP&TPM 基本概念及判讀**

教案對象：□新制 PGY2　　□住院醫師 R1 升 R2　　■住院醫師 R2 升 R3

教案類型：■病人照護　　■專業知識　　□人際關係及溝通技巧

　　　　　　□專業素養　　□制度下之臨床工作　　□從工作中學習及成長

4-1　教學目標

一、訓練目的及目標

　　了解心肌梗塞後可能出現的狀況，以及具備處理心因性休克、心跳過慢之基本能力與困難排除。

二、教學重點

1. 心因性休克的判斷。
2. 使用IABP的時機與禁忌症。
3. 心跳慢的鑑別診斷。
4. 使用TPM的時機。
5. TPM的困難排除。

三、問題與討論

1. 請以近幾年來熱烈討論的醫療糾紛話題為例，舉例說出您的看法及建議？

（例如在加護病房，因插管太久（困難插管）導致病患成為植物人時所產生的爭議……。）

2. 萬一您在ICU發生醫療錯誤時，該不該誠實告知？

   - 何時告知？
   - 由誰告知？
   - 說些什麼？
   - 要不要道歉？

四、教材資源重點整理

IABP 與 TPM 的基本概念 .pptx（課前參考資料）

　　1968年Adrian Kantrowitz首先將主動脈氣球幫浦應用於臨床，1969年Kantrowitz更提出了在心室舒張期，利用IABP來增加舒張壓以改善衰竭左心室的功能。1976年台灣首次將主動脈氣球幫浦使用於術後心臟衰竭的病患，也是目前全世界對於循環輔助運用最廣泛的機械。氣球主要是放置於胸降主動脈，在病人有休克症狀時增加冠狀動脈血流。主要作用在於減少心室後負荷量，改善舒張期心臟冠狀動脈灌注量，加強心臟內膜下灌注血量。

　　現在的主動脈氣球幫浦，由於心電圖電子技術及生醫材料的改進，目前是將一長形氣球，氣球容量有30cc（身高小於160公分）、40cc（身高大於160公分）、50cc（身高180公分），氣球充的氣體為分子量小、阻力小且能快速進出氣球的氦氣。

　　充氣──當主動脈瓣膜關閉時，心臟開始舒張期，T波出現之際，氣球快速的充氣膨脹，使主動脈壓力提高，維持比左心室較高的壓力。此時左心室心肌才能得到更多的血流灌注，即冠狀動脈血流量此時有明顯的上升。心肌的氧供應量顯著提高，主動脈舒張壓力時間指數上升，對缺氧的心肌大有幫忙。

　　放氣 —— 主動脈瓣膜剛打開，左心室開始收縮前，Q波出現之際，幫浦將氦氣抽離氣球，降低主動脈內壓力，使左心室的血液打出來時，瞬間降低其動脈內阻力，主動脈壓下降，心臟後負荷下降，心臟射血阻力減少，心肌耗氧量下降。可減少左心室後負荷（afterload）及心壁張力，同時降低左心室末期舒張壓（LVEDP），減少右心室後負荷量，與同時減低雙心室心肌的耗氧量。

禁忌症

● 絕對禁忌

　　主動脈瓣膜嚴重閉鎖不全

　　主動脈血管瘤

　　主動脈剝離性血管瘤

　　不適合心臟移植的慢性末期心臟病

● 相對禁忌

　　主動脈瓣膜輕微閉鎖不全

　　主動脈瓣膜狹窄

　　周邊動脈阻塞疾病

　　從前有接受過主動脈瘤手術

　　心跳停止進行心肺復甦術時

併發症

● 同側下肢缺血傷害與流血：必要時須做血栓切除術、股動脈—股動脈繞道術。

● 氣球導管插到股靜脈，需馬上拔出來重新插入。

● 氣球上出現血栓。

● 氣球導管卡在主動脈內，需要從後腹膜手術腔進入腹部主動脈拔出氣球導管。

● 氣球破裂氣體栓塞。

● 感染敗血症。

● 股動脈傷口出血，造成血管瘤。

五、基本訓練設備

1. IABP 和 TPM 各一組

2. 數據

3. 外科用口罩

4. 點滴

5. 燙傷假人

助手1名，任務：擔任護理師協助

※ 重點筆試測驗題（前測考題）（選擇題 4 選 1）

（D）1. 哪些是IABP的絕對或相對禁忌症？

　　　1. Severe aortic regurgitation　2. Aortic dissection

　　　3. Severe stenosis of distal aorta　4. Acute myocarditis

　　　5. Severe peripheral artery disease　6. Acute Kidney Injury

　　　(A) 1+2+3+4+5+6

　　　(B) 1+2+3+4+5

　　　(C) 1+2+3

　　　(D) 1+2+3+5

（B）2. 哪些是IABP的適應症？

1. Killip IV ST elevation acute myocardial infraction

2. Refractory unstable angina

3. Mechanical complication of acute myocardial infraction (ex: acute MR or VSD)

4. Bridge to cardiac transplantation

5. Acute respiratory distress syndrome

6. Support of high risk coronary intervention

(A) 1+2+3+4+5+6

(B) 1+2+3+4+6

(C) 1+2+3+4+5

(D) 1+2+3+4

（D）3. 哪些是TPM的適應症？

1. Sinus node dysfunction

2. Complete AV block

3. Termination of recurrent ventricular ventricular tachyarrhythmias including torsades de pointes

4. Prophylactic including coronary intervention or cardiac surgery

(A) 1+2+4　(B) 1+2+3　(C) 1+2　(D) 1+2+3+4

（D）4. 下列有關IABP與TPM的敘述何者為非？

(A) IABP（intra-aortic balloon pump）尖端位於 aortic arch 下方兩公分處

(B) TPM常見的併發症為cardiac perforation

(C) 經由左鎖骨下靜脈置入的 TPM 尖端，位於右心室心尖

(D) 以上敘述皆正確

（C）5. 下列有關IABP與TPM的敘述何者為非？

　　(A)氣球膨脹時，可促進冠狀循環灌流

　　(B)氣球扁縮時，可減少心室後負荷

　　(C)IABP常見的併發症，包括：limb ischemia, infection and balloon rupture.

　　(D)以上敘述皆正確

4-2　情境設置

※ 告示牌

第＿＿3＿＿站

本題組總共有3幕

第一幕：劉細節剛剛因為急性非ST段上升之心肌梗塞（NSTEMI）接受心導管術後入住加護病房，才剛轉入你發現病人血壓偏低

※ 場景配置圖

1. 測驗站門口讀題區。

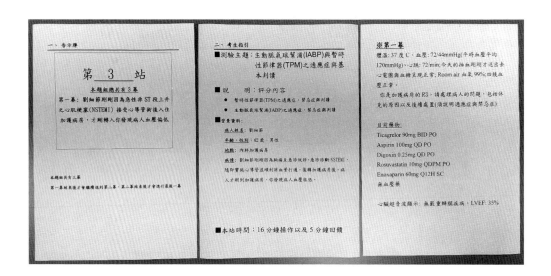

2. 診間示意圖指引。

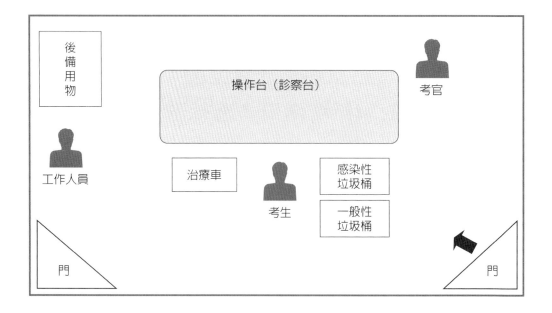

3. 加護病房內設有病情諮詢室及桌椅。

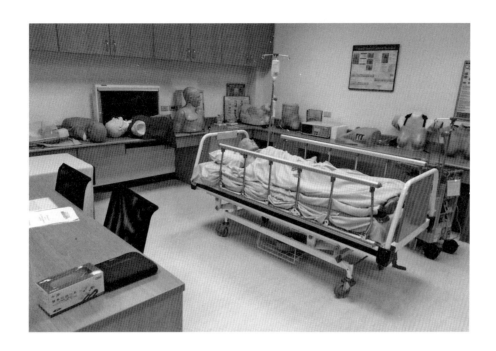

4. 考官觀察區及測驗後回饋區。

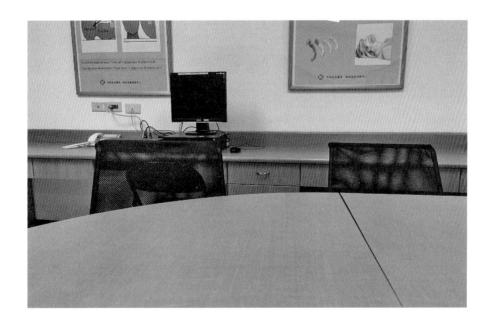

4-3 教案指引

一、考生指引

● 測驗主題：主動脈氣球幫浦（IABP）與暫時性節律器（TPM）之適應症與基本判讀

● 說　明：評分內容

　＊暫時性節律器（TPM）之適應症、禁忌症與判讀。

　＊主動脈氣球幫浦（IABP）之適應症、禁忌症與判讀。

● 背景資料

　病人姓名：劉細節

　年齡、性別：42歲、男性

　地點：內科加護病房

　病情：劉細節剛剛因為胸痛至急診就診。急診診斷NSTEMI，隨即實施心導管並順利將血管打通，後轉加護病房後。病人才剛到加護病房，你發現病人血壓很低。

● 本站時間：16 分鐘操作以及 5 分鐘回饋

※ 第一幕

● 體溫：37度C、血壓：72/44mmHg（平時血壓平均120mmHg）、心跳：72/min；今天的抽血剛剛才送出去。

● 心電圖與血糖呈現正常；Room air血氧99%；四肢血壓正常。

● 你是加護病房的R3，請處理病人的問題，包括休克的原因以及後續處置（須說明適應症與禁忌症）。

● **目前藥物**

　　Ticagrelor 90mg BID PO

　　Aspirin 100mg QD PO

　　Digoxin 0.25mg QD PO

　　Rosuvastatin 10mg QDPM PO

　　Enoxaparin 60mg Q12H SC

　　無血壓藥

● 心臟超音波顯示：無嚴重瓣膜疾病，LVEF：35%。

‥‥‥‥‥‥‥‥‥‥‥‥‥‥‥‥‥‥‥‥‥‥‥‥‥‥

※ 第二幕

● **3天治療後，IABP已經順利移除，病人又再度抱怨頭暈，生命徵象如下：**

■ 體溫：37.1度C、血壓：122/82mmHg、 心跳：42/mi藥物同前。

■ 加護病房的R3，請妥善處理病人的問題，包括你的診斷以及後續處置（須說明適應症與禁忌症）。

心電圖：

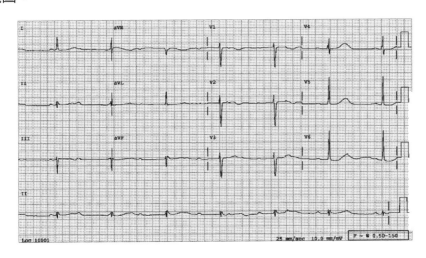

- **抽血報告，考生有要求時才給**

1. Biochemistry（生化）

CK	390	IU/L	38 - 397
Troponin-I	5.909	ng/mL	AMI Cutoff: <0.5 ng/mL
			URL(Upper reference limit): 0.04 ng/mL
Creatinine	0.7	mg/dL	0.4 - 1.2
K	3.6	mEq/L	3.5 - 5.1
Na	135	mEq/L	136 - 144
Calcium	9.04	mg/dL	8.9 - 10.3
Magnesium	2.04	mg/dL	1.8 - 2.5
CKMB	4.8	ng/mL	<5.4 -
BNP	335	pg/mL	<100 —
Digoxin	4.1	ng/mL	0.8 - 2

2. ABG

氧氣治療種類：Room Air

項 目 名 稱	結果值	單位	參考值範圍
pH	7.40		(7.35 ~ 7.45)
PaCO2	35.5	mmHg	(32 ~ 45)
PaO2	165.7	mmHg	(75 ~ 100)
HCO3	24.7	mmol/L	(20 ~ 26)
BE	-4.9	mmol/L	(-2 ~ +2)
SaO2	99.1	%	

※ 第三幕

暫時性節律器順利放好之後，監視器上心電圖波形如下：

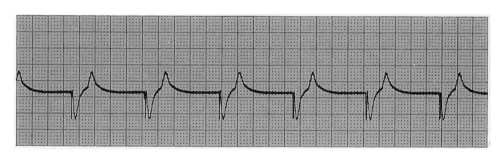

TPM設定：1. Output:　　　5mA

　　　　　2. Rate:　　　　60bpm

　　　　　3. Sensitivity:　1.5mV

但是當天晚上病人開始覺得胸口不適，監視器上的波形呈現如下圖，請問可能發生了什麼事，該怎麼處置（須說明可能造成的原因有哪些與該怎麼做）：

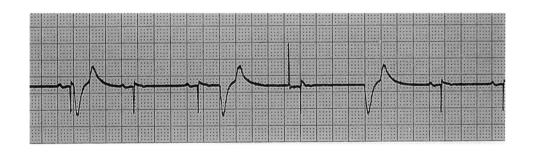

二、考官指引

※ 測驗主題：TPM 與 IABP

□病人照護　■專業知識　□人際關係及溝通技巧

■專業素養　□制度下之臨床工作　■從工作中學習及成長

● 評分重點提示

1. 本考試目的在於爲住院醫師臨床能力之最低標準把關，不在於鑑別優劣。

2. 請掌握本題之測驗目的。本題之關鍵評核項目（Critical decision point）爲：

- ■ 了解TPM的使用時機或適應症
- ■ 置入TPM後的波型行判斷及數據讀取
- ■ 了解IABP的使用時機或適應症
- ■ 置入IABP後的波型判斷及數據讀取

3. 本題預期一般學生之平均表現爲_____。

4. 請詳讀checklist項目、評分說明。

● **本站時間：16 分鐘**

● **回饋時間：5 分鐘**

● **評分說明：**

1. 判斷出可能是AMI後心因性休克並考慮IABP

- ■ 完全做到：完全做到
- ■ 部分做到：只做到其中一項
- ■ 沒有做到：完全沒有做到任一項

2. 有說出IABP的適應症（**心肌梗塞併心因性休克，心肌梗塞後的 Mechanical complications，列如：MR、VSD、心肌炎併心因性休克**，準備要去繞道手術或是換心手術，將實施高危險心導管時）

- 完全做到：粗體底線的有說到，即可全部給分
- 部分做到：部分說出
- 沒有做到：完全說不出任何適應症

3. 有說出IABP的禁忌症

- **Severe aortic regurgitation**
- **Aortic dissection**
- Non-salvageable patient- Irreversible brain injury
- Patient refuse
- Aortic aneurysm (relative)
- **Severe peripheral vascular disease (relative)**
- 完全做到：**粗體底線**的有說到，即可全部給分
- 部分做到：部分說出
- 沒有做到：完全說不出任何禁忌症

4. 有判斷出是完全房室阻斷

- 完全做到：說出是完全房室阻斷
- 沒有做到：無法說出是完全房室阻斷

5. 鑑別診斷完全房室阻斷的原因：**藥物，尤其Digoxin造成，其他藥物（Beta-blocker, non-DHP CCB）、電解質（K, Ca, Mg）、Acidosis, AMI……**。

- 完全做到：**粗體底線**的有說到即可全部給分
- 部分做到：部分說出

■ 沒有做到：完全無法說出任何原因

6. 提出解決完全房室阻斷的辦法（TCP或TPM）

   ■ 完全做到：兩項均有說到：⑴停用Digoxin以及⑵使用TCP或TPM

   ■ 部分做到：兩項只說到一項

   ■ 沒有做到：兩項均做不到

7. 有說出TPM的適應症：**Symptomatic bradycardia: complete AV block、SSS、Af with SVR、PPM malfunction、prophylaxis、over-drive pacing**

   ■ 完全做到：**粗體底線**的有說到即可全部給分

   ■ 部分做到：部分說出

   ■ 沒有做到：完全無法說出任何適應症

8. 判斷出是TPM non-capture

   ■ 完全做到：正確地判斷出TPM non-capture

   ■ 部分做到：NA

   ■ 沒有做到：無法判斷出TPM non-capture

9. 說出non-capture的可能原因

   ■ Insufficient energy delivered by pacer

   ■ Low pacemaker battery

   ■ Dislodged, loose, fibrotic, or fractured electrode

   ■ Drugs(anti-arrhythmic drugs)

   ■ Electrolyte abnormalities

      • Acidosis

      • Hypoxemia

      • Hypokalemia

■ 完全做到：上述5種原因可以說出3個以上

■ 部分做到：只能說出1～2個

■ 沒有做到：完全無法說出任何可能

10. 進行non-capture的基本處理

　　1. 檢查TPM output

　　2. 是否線路有接好

　　3. 電池是否有電

　　4. 照CXR看lead是否有位移或是導線受損

　　5. 調整藥物

　　6. 驗電解質以及pH值

■ 完全做到：上述6種原因可以說出3個以上

■ 部分做到：只能說出1～2個

■ 沒有做到：完全無法說出任何可能

4-4 評分設計

※ 評分表

- **測驗項目**：TPM & IABP。
- **測驗時間**：16分鐘

| 滿分：20 分 |
| 總得分：＿＿分 |

- **測驗考生**：＿＿＿＿＿　　**准考證編號**：＿＿＿＿＿

評分項目：（10-15 項）	評量考生			
	2	1	0	
操作技能技術表現	完全做到	部分做到	沒有做到	註解
第一幕				
1. 判斷出是心因性休克並考慮 IABP				
2. 說出 IABP 的適應症				
3. 說出 IABP 的禁忌症				
第二幕				
4. 判斷出是完全房室阻斷		■■		
5. 鑑別診斷完全房室阻斷的原因				
6. 提出解決辦法 (停用 Digoxin 以及使用 TCP 或 TPM)				
7. 說出 TPM 的適應症				
第三幕				
8. 判斷出是 TPM non-capture		■■		
9. 說出 non-capture 的可能原因				
10. 進行 non-capture 的基本處理				

　　滿分：20分，建議之Angoff及格標準：＿＿＿＿分（10-15位專家之平均）

　　您認為考生整體表現如何？

| 整體表現 | 說明 | 優秀 5分 | 良好 4分 | 及格 3分 | 及格邊緣 2分 | 不及格 1分 | 註解 |
| | 評分 | | | | | | |

評分考官簽名：＿＿＿＿＿＿＿

| Rubric 評分細項：Liker Scale | | 5 | 4 | 3 | 2 | 1 |

Previous evidence supports the use of multiple learning strategies and individualized learning can improve the learning gap in simulation-based education.[1, 2] Bonnes et al. reported that residents who participated in flipping classrooms demonstrated improved quality of knowledge compared to the control group.[3] Simulation-based education (SBE) is also a very advantageous strategy as it involves deliberate practice, comprehensive assessment of learning, absence of risk to patients, reproducibility, and opportunities to encounter uncommon events.[4]

4-5　教學經驗分享

　　過去很多研究就已經顯示模擬教學的可重複性，可以模擬少見的狀況以及不會對病人有任何危害，尤其是在重症的加護病房教學上更爲適合[1]。如果能夠使用多種的教學策略以及客製化的設計，可以改善模擬教學的學習效果[2]。此外，翻轉教室的教學法相較於傳統方式可以改善教學品質[3]，當我們把模擬教學與翻轉教室結合，對於住院醫師加護病房的訓練可能會有加乘效果。

　　IABP 與 TPM 算是很特殊的加護病房模擬教學教案，重要但也不是每天都會遇得到的狀況，而且患者的狀況往往不佳且瞬息萬變，內科住院醫師當面對此一快速變化場景時，有的住院醫師會愣住，腦中一片空白，有的人則是恐慌到不知所措，但其實教案中的狀況沒有非常困難，冷靜下來之後往往都能夠表現得很好，因此，我們發現一個有趣的現象是，大部分學員一開始都會慌了手腳，過了大約 5～10 分鐘之後，學員們逐漸進入狀況，表現越來越穩定，有如倒吃甘蔗，後來居上！

在實際模擬教學狀況的部分，在第一幕學員表現最好的是判斷出這是心因性休克以及最後都會想到要用IABP，但相反的學員表現最弱的部分是IABP的禁忌症，希望經由這個機會能夠讓這些未來的加護病房主力更加明白這些重裝備在決定要使用之前能夠仔細思考過患者是否有禁忌症。在第二幕的部分，住院醫師表現最好的是想到要使用TPM，但我們也同時發現有為數不少的人在心電圖的判斷上不夠快狠準，有的人沒有看出這是完全房室阻斷，也有一些人要到最後才在不是很有把握的情況下說出這是完全房室阻斷，另外，在鑑別診斷心跳過慢的原因時很多人也都忘記考慮看看患者的目前用藥是什麼，當然就不會發現裡面有一個可能會造成心跳慢的Digoxin。在最後一幕的部分，可能是因為難度比較高的關係，學員的表現普遍都比起前面略差一些，這也是我們在未來教學方向可以加強的地方。

之前的研究就顯示IABP的模擬教學對於心臟科學的知識訓練是很有效的[4]，這一點也呼應在我們的學生身上。大部分的學員在回饋的時候，都表示這樣的方式來學習IABP與TPM，不但很新穎而且印象深刻，並且對於未來在加護病房裡遇到心因性休克或是心跳過慢的時候，會更有信心來面對處理

參考文獻

1. Bradley P. The History of Simulation in Medical Education and Possible Future Directions. *Med Educ*, 2006; 40: 254-62.

2. Cook DA, Hamstra SJ, Brydges R, et al. Comparative Effectiveness of Instructional Design Features in Simulation-Based Education: Systematic Review and Meta-Analysis. *Med Teach*, 2013; 35(1): e867-98.

3. Bonnes SL, Ratelle JT, Halvorsen AJ, et al. Flipping the Quality Improvement Classroom in Residency Education. Acad Med 2017; 92(1): 101-7.

4. Young MN, Markley R, Leo T, et al. Effects of Advanced Cardiac Procedure Simulator Training on Learning and Performance in Cardiovascular Medicine Fellows. *J Med Educ Curric Dev*, 2018 Oct 4; 5:2382120518803118.

Chapter 5

外科急會診事件與 CPR 後沒 ICU 病床之緊急處置

馬偕紀念醫院重症醫學科：簡世杰醫師

前言

　　住院醫師的養成過程，是從單純精進醫療專業能力，提升至更全方面的六大核心能力訓練，以期望所有訓練中之醫師可以兼具專業素養、良善的溝通和同理心，並於現行醫療體制下，於各職系中擔任領導、指揮和決策的重要角色。在此一原則下，我們設定了此一模擬教案。教案中雖然仍需學員具備一般醫療常識，更重要的是要讓學員了解團隊互助及床位調度之重要性和方式。同時在模擬情境下進行緊急ICU（加護病房）挪床，學員在平時工作情況中如果突然遇到類似情況，才可以減少不安和焦慮，有條理完成床位調度之任務。

　　此外，醫學中心背負重度疾病救治的重大使命。受訓之醫師也需了解醫院之使命：在以病人為中心的治療理念下，需盡可能協助床位之調度，讓病人快速得到完善之醫療。各醫學中心對於緊急ICU挪床均有完善之制度和系統應對，然而對於專注於醫療專業的年輕受訓醫師而言，此部分可能仍是相當陌生。期望學員們在學習之後，都能夠感受到本身的使命性，並了解如何協助進行床位調度，幫助更多的病人。

教案題目：外科急會診事件與 CPR 後沒 ICU 病床

教案對象：□新制 PGY2　　□住院醫師 R1 升 R2　　■住院醫師 R2 升 R3

教案類型：■病人照護　　■專業知識　　■人際關係及溝通技巧

　　　　　　■專業素養　　■制度下之臨床工作　　□從工作中學習及成長

5-1　教學目標

一、訓練目的及目標

　　具備被緊急會診、協助處置病人之能力。並能適當調控床位，了解醫療體系內ICU應該如何執行緊急挪床之機制。

二、教學重點

1. 一般常見之內科急症之處置。
2. 跨科系間之合作和會診。
3. 何時需啟動ICU緊急挪床。
4. 如何查詢全院（含ICU）床位之方法。
5. 如何執行ICU緊急挪床。

三、問題與討論

1. 外科緊急會診內科時，是不是所有會診都直接請次專科處理？總值只負責給床？
2. 你知道馬偕醫院有哪些地方是可以當作加護病房的急挪床預備單位？CPR後的病人可以直接送到急挪床預備單位去繼續照護嗎？

3. 加護病房急挪床要怎麼執行？

四、教材資源重點整理

外科急會診事件與CPR後沒ICU病床之緊急處置.pptx（課前參考資料）。

成為內科總值或控床醫師的內科醫師於夜間和假日期間，應該具備緊急處理一般內科急症之能力。

常見之泛內科急症需緊急協助處理者如下:

1. 心臟科部分，包含：

Acute coronary syndrome：重點藥物如抗血小板藥物、抗凝血劑、史他汀、適時進行冠狀動脈血流再灌通。

Acute decompensated heart failure：急性期要做到decongestion、適時使用上吐氣正壓非侵襲性呼吸器。

Cardiac tamponade：強調診斷的重要性，臨床徵狀的表現，了解超音波的角色。

Tachy- and brady-arrhythmia：熟悉ACLS相關心律不整的心電圖圖形；抗心律不整藥使用的適應症和禁忌症。另外，還有對於電擊器的使用方式。

2. 腸胃內科方面

急性出血：Stablized hemodynamic condition, adequate IV hydration（身上要有CVP或是2條18以上IV），correct coagulopathy & anemia and blood transfusion（PRBC, PLT, FFP）medications（high dose PPI for ulcer bleeding, glypressin for EV or GV, DDAVP for uremic bleeding），若病人一直bloody vomitus，考慮先on endo再做胃鏡。

Caustic injury esophagus：Gastrointestinal endoscopy should be performed during the first 24 hours, Grading scale by Zargar（評估食道受傷嚴重程度，作為之後治療的依據），Endoscopy is contraindicated in patients who have evidence of perforation. 如有食道破裂風險，建議先做CT評估，如有呼吸衰竭建議先插管。

誤食異物：先確認病人吃了什麼東西，如果是電池或金屬物品等，可能造成腸胃道侵蝕或是破裂，需立即執行異物取出。再確認病人疼痛位置，如果在咽喉或以上位置，應先請ENT評估處理。若吞食異物是可在X光下顯影，建議都照X光判斷位。Endoscopy is contraindicated in patients who have evidence of perforation。如有食道破裂風險，建議先做CT評估。

3. 內分泌科急症

甲狀腺風暴（Thyroid storm）：臨床上要盡早使用criteria來避免遺漏，檢測甲狀腺指標幫助診斷。藥物要盡早使用Propranolol、Iodine、Hydrocortisone、Propylthiouracil（PTU）、Methimazole。

　　另內科總值或控床醫師的內科醫師於夜間和假日期間，應該能負起加護病房床位調控的能力。

　　對於潛在需入住加護病房的病人，應該有完善指標的評估（如：Apache II score）。而入住之順序也需要個別區別，以立即需要急重症照護的病人優先入住為原則。另外，全院的加護病房之床位也應該集中統籌。必要時，能夠內、外、神經科加護病房均可以協調、借住。

　　如果全院加護病房都滿床，而又遇到病人狀況緊急需立即入住加護病房時（如住院病人急救後無加護病房床位）。此時就要啟動急挪床機制。

在擔任總值班醫師前，應該熟悉各機構的緊急挪床機制，以馬偕醫院爲例，其步驟如下：

1. 白天如有ICU病人狀況穩定未轉出，先由專責醫師設定預挪床，於電腦畫面可以查閱。
2. 遇病人緊急需ICU床但沒床。
3. 挪動預挪床至一般病房，但需再次評估病人當下狀況爲可挪動，且充分通知家屬、當科主治醫師。
4. 在人力許可下，也可以挪到醫院的緩衝單位，如：燙傷病房、恢復室、呼吸照護中心，但挪入之病人的病情不宜太過複雜，以至於該護理師無法照護。

補充說明：

● 轉送病患到加護病房需找專護陪送。

● 如遭遇阻力或語言溝通問題，可回報急診主任處置。

● 淡水加護病房挪床過程需比照轉診方式進行，不用開具轉診單與病歷摘要。

● 加護病房爲急診挪床如有問題，可回報急診主任處置或填寫異常報告單以於行政會議宣導。

五、基本訓練設備

安妮（雙腳底覆蓋紗布及網套）、筆電、A-line、monitor（AMI）、endo。

※ 重點筆試測驗題（前測考題）（選擇題 4 選 1）

（B）1. 下列何種病人「不」需要緊急照會心臟科醫師處理

　　　(A)80歲住院開刀男性，持續有胸痛情形超過12小時，住院後心電圖出現新的ST段上升，血壓爲140/85 mmHg

　　　(B)30歲住院開刀女性，住院時發生心臟快跳至每分鐘140次，心電圖顯示爲PSVT，血壓爲110/73 mmHg

　　　(C)85歲住院開刀換主動脈瓣女性，住院時syncope，心電圖顯示爲complete AV block，心跳46下/分鐘，血壓爲92/55 mmHg

　　　(D)來院打化療的65歲婦女，過去爲breast cancer 使用doxorubicin治療。突然在院發生無脈搏VT而急救。急救後心肌携上升，心電圖呈現tall T wave

（D）2. 若是病人發生緊急消化道出血，在還沒使用上CVP或large-bore catheter前，應該最好有幾條幾號的周邊IC？

　　　(A)1條20號IC　(B)2條20號IC　(C)1條18號IC　(D)2條18號IC

（A）3. 下列何者「不」屬於thyroid strom診斷標準？

　　　(A)hemoptysis　(B)diarrhea　(C)tachycardia　(D)hyperpyrexia

（D）4. 下列何者爲台北院區急挪床的預備單位？

　　　(A)呼吸照護中心　(B)洗腎中心A區　(C)急診發燒觀察區

　　　(D) 4. 燙傷病房

（B）5. 關於CPR後要挪病人至ICU，下列何者正確？

　　　(A)若ICU白天專任醫師未設急挪床，就未有可急挪的病人

　　　(B)應該把ICU較輕症病人挪至急挪床的預備單位，再把CPR後的病人挪入ICU

(C)已預設爲急挪床的病人會先和家屬告知，故急挪床時不用通
　　知家屬

(D)急挪床有爭議時，最高指導長官爲重症醫學科主任

5-2　情境設置

※ 告示牌

高擬真模擬站

第　2　站

61 歲病患陳溫石在一般外科病房
(高擬真假人)，經電擊及 CPR 回復
心跳血壓

※ 場景配置圖

1. 測驗站門口讀題區。

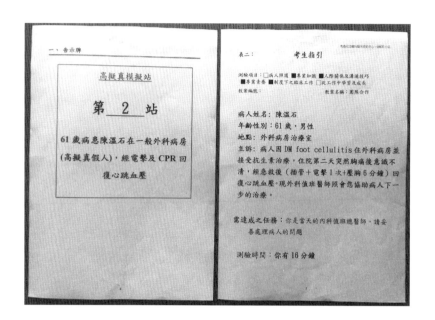

2. 病人因DM foot cellulitis住外科病房，並接受抗生素治療。

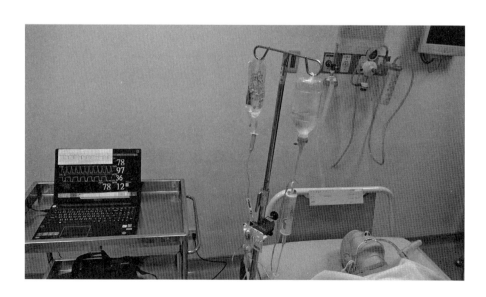

3. 考官觀察區及測驗後回饋區。

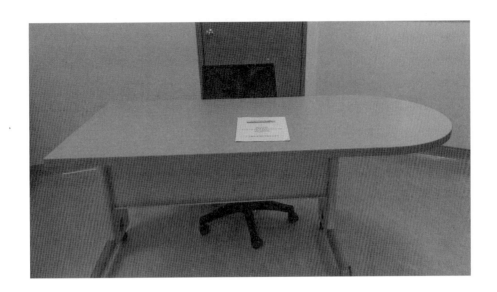

5-3 教案指引

一、考生指引

病人姓名：陳溫石

年齡／性別：61 歲／男性

地點： 外科病房治療室

主訴：病人因DM foot cellulitis住外科病房，並接受抗生素治療。
住院第二天突然胸痛後意識不清，經急救後（插管＋電擊1
次+壓胸6分鐘）回復心跳血壓。現外科值班醫師照會您協助
病人下一步的治療。

∙∙

需達成之任務：你是當天的內科值班總醫師，請妥善處理病人的問
題。

∙∙

■ 測驗時間：16分鐘

■ 回饋時間：5分鐘

※ 相關檢查報告

EKG

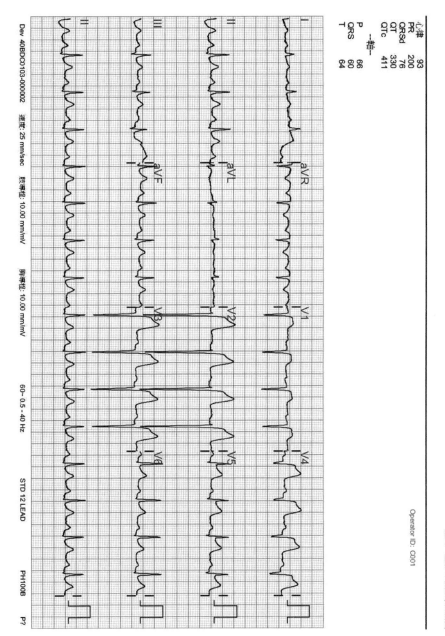

● 抽血報告，考生有要求時才給

1. CBC

【CBC】

Hemoglobin	14.2	g/dL	13 - 18
HT	43.3	%	40 - 54
WBC	H 13.7	10^3/uL	4.0 - 10.0
Platelet	167	10^3/uL	140 - 450
WBC-DC			
Band	0	%	0 - 6
Seg	61	%	55 - 75
Eosin	0	%	0 - 5
Baso	0	%	0 - 1
Mono	6	%	0 - 10
Lymp	33	%	20 - 40

● 抽血報告，考生有要求時才給

2. Biochemistry（生化）

【SERUM】

Glucose(AC)	209	mg/dL	70 - 99
AST(GOT)	236	IU/L	15 - 41
CK	390	IU/L	38 - 397
Troponin-I	5.909	ng/mL	AMI Cutoff: <0.5 ng/mL
			URL(Upper reference limit): 0.04 ng/mL
CRP	3	mg/dL	<0.80
Creatinine	0.7	mg/dL	0.4 - 1.2
GFR			
Estimated GFR(MDRD)	118.7	mL/min	
K	4.2	mEq/L	3.5 - 5.1
Na	135	mEq/L	136 - 144
CKMB	10.8	ng/mL	<5.4 -
BNP	35	pg/mL	<100 -
Lactate	39.7	mg/dL	4.5 - 19.8

● **抽血報告，考生有要求時才給**

3. ABG

　　氧氣治療種類：呼吸器（Mechanical ventilator）

　　濃度：50/PEEP5

項 目 名 稱	結果值	單位	參考值範圍
pH	7.363		(7.35 ~ 7.45)
PaCO2	35.5	mmHg	(32 ~ 45)
PaO2	165.7	mmHg	(75 ~ 100)
HCO3	19.7	mmol/L	(20 ~ 26)
BE	-4.9	mmol/L	(-2 ~ +2)
SaO2	99.1	%	

● **放射線報告，考生有要求時才給**

4. CXR

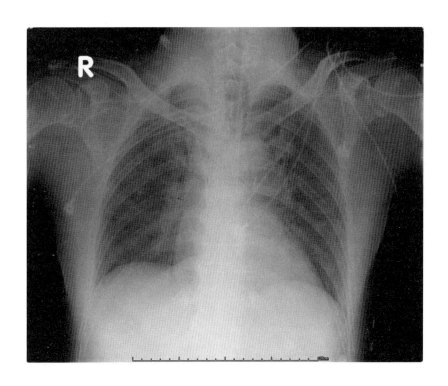

CVICU-A 醫令畫面

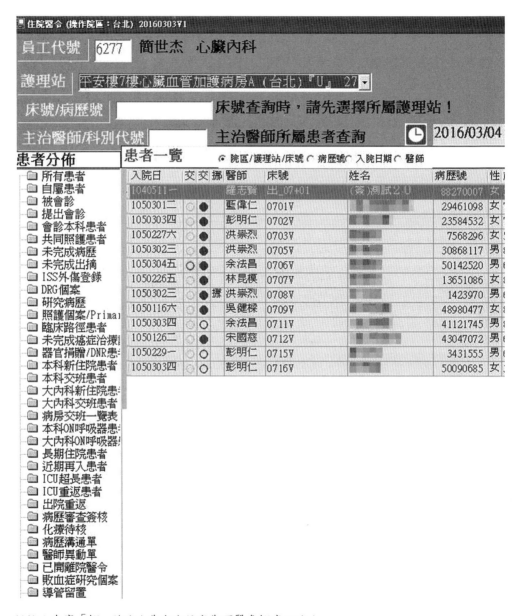

附註：有寫「挪」的病人為白班設定為可緊急挪床之病人。

二、考官指引

※ 本題測驗目的：

■病人照護　■專業知識　■人際關係及溝通技巧

■專業素養　■制度下之臨床工作　□從工作中學習及成長

　　本教案是高擬眞假人教案，利用模擬演練的方式，訓練考生在醫護團隊中扮演決策者的角色。本教案的情境現場除有高擬眞假人外，另有一名外科醫師，搭配演出醫護團隊中的角色。

● 評分重點提示

1. 了解問題所在：能詢問病人病況、相關檢查等。

2. 對緊急病人的處理能了解。

3. 能建立內、外科間會診的溝通橋梁。

4. 對啟動急挪床機制的了解。

5. 專業行爲與人際溝通：能表現專業行爲且與組員溝通良好。

6. 保持警覺：對於病患狀況保持警覺，能在決策前再次確認病人安全。

● 測驗場景：外科病房治療室。

● 病人基本資料：

病人姓名：陳溫石

年齡性別：61 歲，男性

父親有糖尿病，70歲時中風過世

抽菸：1 PPD for 30 years

過去病史：DM type 2: 10年；Hypertension 8年

● **入院診斷（急診收入院）：**

⑴ DM foot with cellulitis

治療計畫：

⑴ 抗生素 (Augmentin)

⑵ 傷口換藥

病人治療兩天後，已退燒。

體溫：38.4℃；脈搏：75/min；呼吸次數：17/min；血壓：136/63 mmHg；體重：60 kg；身高：170 kg。

身體檢查：

Conscious alert

Chest auscultation: Bilateral clear breathing sound

Heart sound: Regular without murmur

Legs: right foot ：redness, focal heat, mild swelling

病患基本資料（第二天晚上）

病人姓名：陳溫石

年齡性別：61歲，男性

● 病人晚上9:00突然胸痛，家人要按鈴找護理師時意識不清。

● 值班醫師判斷沒有脈搏開始插管、壓胸。最早monitor看到VT，所以電擊1次後再壓，6分鐘後心律回到sinus tachycardia，有脈搏。故停止急救。

● 升壓藥使用Dopamine 20 cc/hr。

● 急救後生理徵象。

● 體溫：36.7℃；脈搏：111/min；呼吸次數：20/min；血壓：99/61 mmHg。

● 身體檢查：

Consciousness: E2VeM4-5

Pupil: 3.0 /3.0，兩眼有light reflex

Muscle power: 上、下肢都是4-5分

Chest auscultation: bilateral crackle

Heart sound: Regular , tachycardia, no audible murmur

Legs: right foot ：mild redness

■ **病情摘要**

一、**緊急會診能力**（考生扮演內科總值班醫師）

病患為高血壓和糖尿病病人，此次因DM foot cellulitis住院做抗生素治療。病人長期有慢性胸悶的情況，治療兩天後，晚上突然胸痛後意識不清，外科值班的林醫師經一次電擊和6分鐘CPR後，病人恢復自發性心跳，但目前需升壓藥維持血壓。林醫師緊急照會內科總醫師協助處理。

二、**緊急挪床能力**

考生被告知目前全院ICU無床，並且心臟科緊急照會醫師告知會用到IABP，應住到較常照護的內科加護病房較合適。考生需了解需啟動緊急挪床，找到心臟內科加護病房有適合急挪的病人，並協助完成挪床。

■ **道具及器材：**安妮（雙腳底覆蓋紗布及網套）、筆電、A-line、monitor（AMI）、endo。

■ **演出時間：**16分鐘

■ **回饋時間：**5分鐘

※ 相關檢查報告

EKG

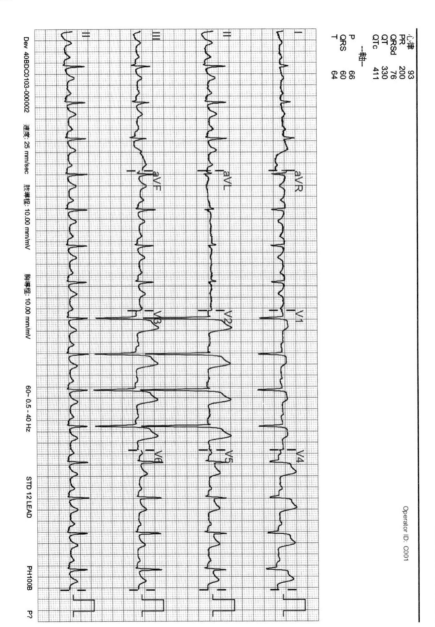

● 抽血報告，考生有要求時才給

3. CBC

【CBC】

Hemoglobin	14.2	g/dL	13 - 18
HT	43.3	%	40 - 54
WBC	H 13.7	10^3/uL	4.0 - 10.0
Platelet	167	10^3/uL	140 - 450
WBC-DC			
Band	0	%	0 - 6
Seg	61	%	55 - 75
Eosin	0	%	0 - 5
Baso	0	%	0 - 1
Mono	6	%	0 - 10
Lymp	33	%	20 - 40

● 抽血報告，考生有要求時才給

4. Biochemistry（生化）

【SERUM】

Glucose(AC)	209	mg/dL	70　-　99
AST(GOT)	236	IU/L	15　-　41
CK	390	IU/L	38　-　397
Troponin-I	5.909	ng/mL	AMI Cutoff: <0.5 ng/mL
			URL(Upper reference limit): 0.04 ng/mL
CRP	3	mg/dL	<0.80
Creatinine	0.7	mg/dL	0.4　-　1.2
GFR			
Estimated GFR(MDRD)	118.7	mL/min	
K	4.2	mEq/L	3.5　-　5.1
Na	135	mEq/L	136　-　144
CKMB	10.8	ng/mL	<5.4 -
BNP	35	pg/mL	<100 -
Lactate	39.7	mg/dL	4.5 - 19.8

● 抽血報告，考生有要求時才給

3. ABG

氧氣治療種類：呼吸器（Mechanical ventilator）

濃度：50/PEEP5

項 目 名 稱	結果值	單位	參考值範圍
pH	7.363		(7.35 ~ 7.45)
PaCO2	35.5	mmHg	(32 ~ 45)
PaO2	165.7	mmHg	(75 ~ 100)
HCO3	19.7	mmol/L	(20 ~ 26)
BE	-4.9	mmol/L	(-2 ~ +2)
SaO2	99.1	%	

● 放射線報告，考生有要求時才給

4. CXR

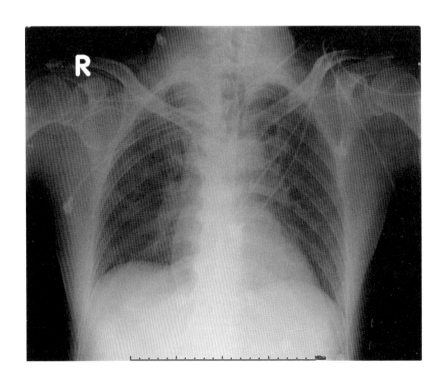

CVICU-A 醫令畫面

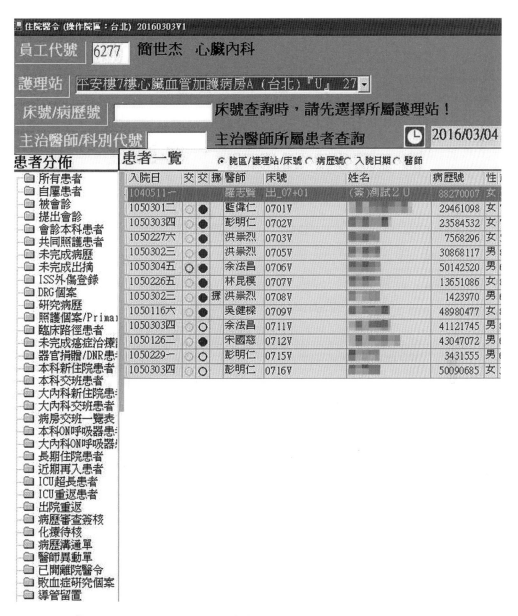

附註：有寫「挪」的病人為白班設定為可緊急挪床之病人。

三、SP 指引（劇本）

標準化病人指引： 61歲男性病人過去有高血壓和糖尿病，此次因DM foot cellulitis住院做抗生素治療。病人長期有慢性胸悶的情況，治療兩天後，晚上突然胸痛後意識不清，您飾演外科值班的林醫師，經一次電擊和6分鐘CPR後，病人恢復自發性心跳，但目前需升壓藥維持血壓。於是您緊急照會內科總醫師協助進行醫療處理，並協助完成加護病房緊急挪床。

考題說明

- **測驗主題：** 緊急會診和緊急挪床能力。
- **演出任務：** 測驗考生如何協助緊急會診和模擬緊急挪床之步驟。
- **情境：** 您是當天值班的新手外科住院醫師，當天您遇到61歲住院病人突然心跳停止急救後，後續對可能的內科疾病問題不太了解，故電請內科總值班醫師協助處理。同時您對本院的床位監控系統也不甚熟悉，需內科總值班醫師協調加護病房床位。
- **人力和道具：** SP 1名飾外科住院醫師、安妮（雙腳底覆蓋紗布及網套）、筆電、A-line、monitor（AMI）、endo。
- **演出時間：** 16 分鐘
- **回饋時間：** 5 分鐘

回應考生原則

對緊急處理不了解，對床位緊急調度也不熟悉，需依賴內科總值班醫師下指令。如考生有問到相關檢查再提供資料。

劇情摘要

一、臨床資料

　　1. 病患基本資料：陳溫石，61歲，男性。

　　2. 個案情境與主訴（由標準病人主動告知）

　　　由考生扮演內科總值醫師，於當天值班時，收到外科值班林醫師（SP飾）緊急會診處理急救後之陳先生（安妮）。考生會要了解當時狀況，並協助外科醫師做適當之緊急處理，以及協助挪病人至加護病房。

二、此次測驗目的

　　具備一般內科急重症之預先處理能力，建立和各內科次專科間完整之照會橋梁，了解加護病房緊急挪床之機制。

三、SP態度及情緒

　　為新手醫師，對緊急處理病人不了解，對院內系統也不熟悉，也不了解如何緊急挪床。

四、現在病史

　　61歲男性因DM foot cellulitis住院做抗生素治療，病人長期有慢性胸悶的情況。病人治療兩天後，晚上突然胸痛後意識不清。

五、**病人過去病史：**DM type 2: 10年；Hypertension 8年。

六、**抽菸：**1 PPD for 30 years。

七、**家族史：**父親有糖尿病，70歲時中風過世。

劇本對白

Part I

● **地點：**外科病房治療室

● **事件：**病患為高血壓和糖尿病病人，此次因DM foot cellulitis住院
做抗生素治療。病人長期有慢性胸悶的情況，治療兩天後，
晚上突然胸痛後意識不清，外科值班的林醫師經一次電擊和
6分鐘CPR後，病人恢復自發性心跳，但目前需升壓藥維持血
壓。林醫師緊急照會內科總醫師協助處理。

● **時間與演員劇本**

1. 林醫師在現場（治療室），發現病人（假人）已插管比較躁動，
   升壓藥目前dopamine run 20 ml/hr，維持血壓在99/61 mmHg。

2. 林醫師：「某某總醫師，病人剛急救後意識未完全恢復，希望你
   能協助診斷和治療。」

3. 醫師可以詢問病史，依照病患基本資料回答。若不包含在基本資
   料中，則回答：「不知道」或是「沒有交到班」。

4. 醫師可以進行PE，依照病患基本資料回答。若不包含在基本資料
   中，則回答：「正常。」

5. 醫師可以詢問抽血結果或是進行抽血，依照醫師要求提供結果。
   沒有要求時，則不予提供。

6. 醫師可以詢問EKG或指示EKG檢查，依照醫師要求提供結果。沒
   有要求時，則不予提供。

7. 若醫師沉默超過30秒或是放空時，詢問「某某醫師，接下來要怎
   麼辦？要不要緊急做什麼處理？」

8. 醫師提到病人為急性心肌梗塞合併心因性休克。

9. 醫師決定急性心肌梗塞的藥物治療並指示緊急聯絡心臟科醫師，若兩者有缺一則詢問「某某醫師，還要做什麼事？」

10. 若醫師提到急性心肌梗塞的藥物治療，林醫師：「請問要開什麼藥物？」

11. 若醫師提到抗血小板藥物，林醫師：「請問哪種抗血小板藥物？」【Aspirin（@Tapal）、Clopidogrel（@Plavix）、Ticagrelor（@Brilinta）均可】。

12. 若醫師提到抗凝血劑，林醫師：「請問是哪種抗凝血劑？」（Heparin、Enoxaparin均可，若說Fondapurinx、Bilvarudin，則回答醫院沒這種藥）。

13. 若醫師跳過心臟科會診，直接指示打血栓溶解劑，林醫師：「藥局說目前醫院沒有備血栓溶解藥，請問有其他方法嗎？」

14. 若醫師指示會診心臟科醫師，林醫師：「心臟科醫師說病人要立即IABP置入術並接受心導管檢查，且於術後立即入住加護病房。」

Part II

● **地點**：治療室

....

● **時間與演員劇本**

15. 林醫師：「剛詢問各加護病房，回報目前內、外科加護病房均滿床。請問該怎麼辦？」

16. 醫師提到要啟動緊急挪床，林醫師：「請問我要如何知道哪些病人可以急挪？」

17. 若醫師提到醫令系統有無急「挪」標記，依照醫師要求提供圖片。

18. 醫師確認CCU有可急挪的病人目前狀況穩定，確實可急挪。若醫師未先確認病人當下情況，林醫師：「標註急挪的病人目前真的可以急挪嗎？」

19. 確定急挪後，林醫師：「住院組表示，目前只有10C病房有一床兩人房的病床有空，但CCU病人要求住健保床。」

20. 醫師提到急挪床住差額病房的費用由醫院吸收。林醫師：「請問要聯絡什麼人？」

21. 醫師有確實聯絡需急挪床的病人的原主治醫師、家屬。林醫師：「謝謝你的協助。」

5-4　評分設計

※ 評分表

■ **測驗項目**：測驗考生如何協助緊急會診和模擬緊急挪床之步驟。

■ **測驗時間**：16分鐘；**回饋時間**：5分鐘

■ **測驗考生**：_____ 　准考證編號：_____

評分項目：（10-15 項）	評量考生			
	2	1	0	
操作技能技術表現	完全做到	部分做到	沒有做到	註解
1. 有詢問心電圖檢查並指出有 ST 段上升				
2. 根據病史及檢查，確定病人有急性心肌梗塞				
3. 有提到緊急會診心臟科醫師				
4. 有指示使用雙重抗血小板藥物，及正確藥物名稱（Aspirin + Ticagrelor or Clopidogrel）				
5. 會診前有指示使用抗凝血劑，及正確藥名（Enoxaparin or Heparin）				
6. 有提出目前應該啟動 ICU 緊急挪床的要求				
7. 有查詢醫令系統有無可急挪的病人				
8. 急挪床前有詢問住院中心，確認目前一般病房有空床				
9. 急挪床前有再次確認加護病房病人狀況可否急挪				
10. 有向被急挪床的病人及家屬解釋				
11. 有向家屬解釋急挪床至差額病房短期不用付差額				
12. 有向被急挪床的原主治醫師告知				
備註：		考官簽名：		

建議之及格標準：3級分；您認為考生整體表現如何？

整體表現	說明	優秀5分	良好4分	及格3分	及格邊緣2分	不及格1分	註解
	評分						

評分考官簽名：_____

5-5　教學經驗分享

　　「我是住院醫師應該不會被會診吧？」「我是內科總值，其他科怎麼會來找我幫忙？」這是對於R2要升R3的年輕學弟、妹們來說，最常會對前半部外科急會診所提出的疑問。其實這也是本教案想要傳達的一個很重要概念，那就是：體制內的團隊合作。在醫療專業上，隔行如隔山，各科系的醫師各有其擅長拿手的專業，唯有彼此尊重和合作，才是拯救重症危難之病人的唯一保障。更遑論在人力有限的假日或夜間，R2要升R3更會肩負起一般內科醫療的重要任務，在緊急時刻，也更需貢獻所學於團隊中幫忙，盡力為治療病人來努力。其實這也是一個很好的自我反省之處，對於別人詢問、自己卻還不會的地方，就是往後在平日學習上要再更加強的部分，以精進自己的專業知識。

　　加護病房控床和挪床機制；對大部分學員都是相對陌生的題目。這也反映了初階醫療學習都較少接觸類似這種醫院行政及管理相關議題，所以對於如何做床位查詢和如何調度床位也相對不熟悉。其實出這題目不是要求一定要考倒學弟、妹，而是希望他們能了解，他們如何擔任好未來的角色。預演就是希望真的遇到時，可以不會驚慌失措。我們衷心期盼，藉由此一教案，未來對於真有需要重症照護的病人，都可以在所有學員的沉穩調度下，很快得到適當床位並接受治療。

參考文獻

1. Harrison's Principles of Internal Medicine, 20th edition.
2. 2015 American Heart Association Guidelines Update for Cardiopulmonary Resuscitation and Emergency Cardiovascular Care. Circulation 2015.

Chapter **6**

腹水放液穿刺

馬偕紀念醫院胃腸肝膽內科主治醫師：陳席軒醫師

前言

腹水（acites）是疾病所引起的腹腔內積液過多；其定義為在腹膜腔內積聚的液體超過25毫升；在75%的病例中，其發生原因為肝硬化和肝門脈高壓[1]。其他常見發生腹水的原因，包括：感染性疾病（例如腹膜炎、結核病）、發炎性疾病（例如紅斑性狼瘡）、胰臟炎、惡性腫瘤、心臟衰竭、腎臟衰竭等。罕見的原因則有：巴德—吉亞利症候群（Budd-Chiari syndrome）[2]、間皮瘤（Mesothelioma）[3]等。腹水的診斷方式，包括病史詢問、理學檢查、全套血液檢查及血液生化檢查、腹部超音波、腹部電腦斷層；腹水分析能提供更多的資訊，包括腹水的生化測試：白蛋白（Albumin）、全蛋白質（Total protein）、糖分（Sugar）、乳酸脫氫酶（Lactic Dehydrogenase, LDH）、澱粉酶（Amylase）等；腹水的細菌染色及培養，包括：革蘭氏染色（Gram Stain）、細菌培養鑑定檢查（Ascites culture）、抗酸性染色（Acid-Fast Stain, AFB Stain）、抗酸菌培養（TB culture）；以及細胞檢驗（Cytology）等。

腹水分析以血清—腹水白蛋白梯度（Serum-Ascites Albumin Gradient, SAAG）為基準，取代以往所使用的濾出液（Transudate）

及滲出液（Exudates）的分類[4]。要計算血清－腹水白蛋白梯度，需同時抽取血清白蛋白（Serum albumin）及腹水白蛋白（Ascites albumin），計算方式如下：

血清－腹水白蛋白梯度＝血清白蛋白－腹水白蛋白

當血清－腹水白蛋白梯度大於等於1.1 g/dL，可視為門脈高壓相關，可能原因包括：肝硬化及心臟衰竭等，可以腹水全蛋白質大於等於2.5g/dL（心臟衰竭相關）和腹水全蛋白質小於2.5g/dL（肝硬化相關）做鑑別診斷。血清－腹水白蛋白梯度小於1.1 g/dL，可視為非門脈高壓相關，可能原因包括：腹膜轉移癌（Peritoneal carcinomatosis）、結核病、胰臟炎、腎病症候群（Nephrotic syndrome）等，需其他臨床及實驗證據輔助判斷，簡單流程圖如下圖[5]：

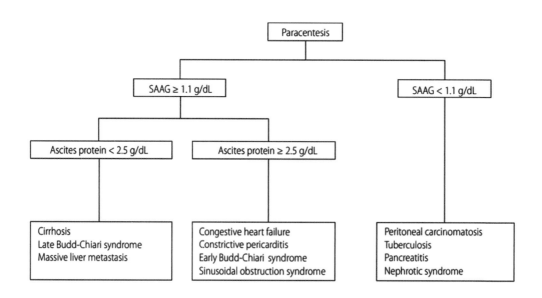

教案題目：腹水放液穿刺

教案對象：□新制 PGY2　　□住院醫師 R1 升 R2　　■住院醫師 R2 升 R3

教案類型：■病人照護　　■專業知識　　■人際關係及溝通技巧
　　　　　　■專業素養　　■制度下之臨床工作　　■從工作中學習及成長

6-1　教學目標

一、訓練目的及目標

　　腹水放液穿刺對即將進入加護病房訓練的住院醫師而言，可謂已經熟練之基本技巧。本測試著重於兩部分：1.與家屬的溝通能力，是否能了解並完整詳細說明侵入性醫療技術的適應症（Indication）、禁忌症（Contraindication）、併發症（Complication）及替代方案。2.實際操作的技巧：操作過程及準備工具的完整和一致性、保持無菌技術、腹部超音波的簡單使用。

二、教學重點

(一) 與家屬的溝通能力

　　加護病房常遇到的情況是，病患的病情可以瞬息萬變，即使如此，也正因為如此，與家屬的充分溝通是必要的。面對家屬時，因其對醫療背景知識的不同理解程度，有效的將必須傳達之資訊讓對方確實接收，即是重要的課題，住院醫師應該利用仍在訓練的階段，藉由反覆和家屬對話，訓練溝通的技巧和能力。

(二) 腹水放液穿刺的適應症、禁忌症、併發症及替代方案

適應症	新產生的腹水、提供診斷資訊、減輕病患症狀等
禁忌症	凝血功能異常、嚴重腸阻塞、腸沾黏、懷孕等
併發症	腹腔內出血、臟器受損、穿刺處感染、穿刺處滲液等
替代方案	自發性腹膜炎時：經驗性抗生素治療 緩解症狀時：利尿劑治療、限鹽等

(三) 腹水放液穿刺的操作流程 [6]

1. 將穿刺所需的器械先準備妥當，於操作時伸手可及之處。

2. 維持患者仰臥姿勢，頭部略高。

3. 建議的穿刺位置，包括：於中線肚臍下方2公分處；若於左右下四分之一腹腔則為前上髂棘（Anterior superior iliac spine），往中線及往足端2～4公分處；事先以腹部超音波定位，確認穿刺位置與附近臟器（例如：腸或膀胱）有足夠的空間。

4. 在欲進行穿刺之位置，先以麥克筆或原子筆鈍端作標記。

5. 採用無菌操作技術：戴無菌手套，以滅菌溶液進行消毒，以無菌巾覆蓋操作區域。

6. 先以較小尺寸的針頭（22- 或 25-gauge）接上針筒，抽取局部麻醉藥（例如：2% lidocaine）。在欲進行穿刺之位置先進行局部麻醉；此步驟可視情況省略，例如：當麻醉技術不佳時，沒有達到局部麻醉的效果，在進行下一步驟時，病患等於要接受兩次穿刺。與其如此，不如直接進行下一步驟，則患者只需接受一次穿刺。

7. 選擇適合大小的針頭（一般為18-gauge；16-gauge或20-gauge亦

可視情況選擇），接上針筒（大小視實際需要）準備進行穿刺。

在入針時有兩種方式：一是和病患皮膚呈45度入針；二是將病患皮膚向下方拉緊（約2公分），和病患皮膚呈90度入針。兩種方式的目的，皆是為了減少拔針後滲漏之情形。

8. 在確定針頭在腹膜腔內，針筒內已有可見的腹水後，抽取分析所需量的腹水。

9. 此時依然維持無菌技術，視臨床情況所需，接上放液所需的組裝；一般多以三向活栓（Three-way stopcock）較為方便後續的操作。

10. 在放液的過程中，持續監測患者的血壓、呼吸、心跳等生命徵象。

三、問題與討論

1. 在此階段的受訓住院醫師大多能熟練地操作腹水放液穿刺，依不同醫院的不同設備，和醫材在操作上可能在細節步驟上略有不同。維持一致的流程以及無菌操作的保持是要點。

2. 和家屬的溝通雖然費時，也可能因繁雜的臨床工作略有忽略；然而對受訓中的住院醫師而言，把握這個階段的訓練，增加自己的溝通技巧，對將來的執業生涯有益無害。

四、教材資源重點整理

Todd W T, Robert W S, Benjamin W, et al. Videos in clinical medicine. Paracentesis. N Engl J Med. 2006 Nov 9;355(19):e21.

網路連結：https://www.nejm.org/doi/full/10.1056/nejmvcm062234

五、基本訓練設備

移動式超音波、腹水放液穿刺之器械、安妮SP護理師助手。

※ 重點筆試測驗題（前測考題）（選擇題 4 選 1）

（D）1. 以下哪些病患可能產生腹水？(1)肝硬化　(2)心衰竭　(3)腎衰竭　(4)嚴重敗血症　(5)腹腔內腫瘤

　　(A) (1)(2)(3)　(B) (1)(2)(4)　(C) (1)(2)(5)　(D) (1)(2)(3)(4)(5)

（D）2. 關於腹水放液穿刺之操作以下何者錯誤？

　　(A)腹部超音波可有效診斷病患是否有腹水

　　(B)臨床上產生可測得之腹水，通常腹腔積水已大於500cc

　　(C)為病患進行腹水放液穿刺時取得之檢體，可送實驗室分析幫助診斷

　　(D)腹水放液穿刺之操作不須無菌技術

（D）3. 以下何者不是腹水放液穿刺之適應症？

　　(A)新產生之腹水

　　(B)懷疑有自發性細菌腹膜炎時

　　(C)大量腹水造成病患呼吸困難時

　　(D)已診斷急性盲腸炎準備緊急手術時

（D）4. 下列引起腹水之原因，何者不屬於高梯度SAAG？

　　(A)肝硬化

　　(B)瀰漫性肝腫瘤

　　(C)右心衰竭

　　(D)腎病症候群

（D）5. 下列關於腹水之治療何者錯誤？

　　　(A)限制鈉鹽的攝取

　　　(B)使用利尿劑時，每日體重下降不超過一公升

　　　(C)當血清鈉離子濃度低於125 mEq/L時，需考慮限水

　　　(D)進行腹水放液穿刺時，放液越多越好

6-2　情境設置

告示牌

第　4　站

王小明想要了解他的父親（王阿明）的病情，您是 ICU R3，在會客時向王先生解釋阿明的病情，並說明進行腹水放液穿刺之治療及同意書簽署。完成同意書簽署後將進行移動式腹部超音波及腹水放液穿刺之操作。

※ 場景配置圖

1. 測驗站門口讀題區。

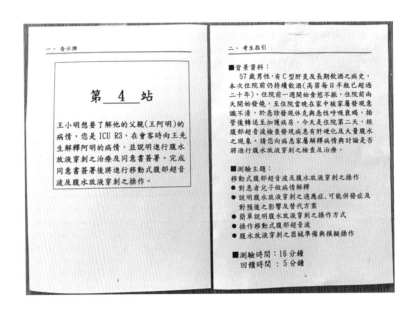

2. 57歲男性，有C型肝炎及長期飲酒之病史，本次住院前仍持續飲酒，經腹部超音波檢查發現，病患有肝硬化及大量腹水之現象。

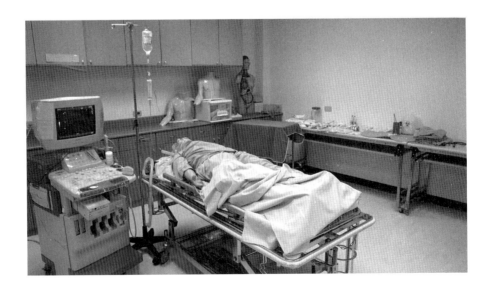

3. 考官觀察區及測驗後回饋區。

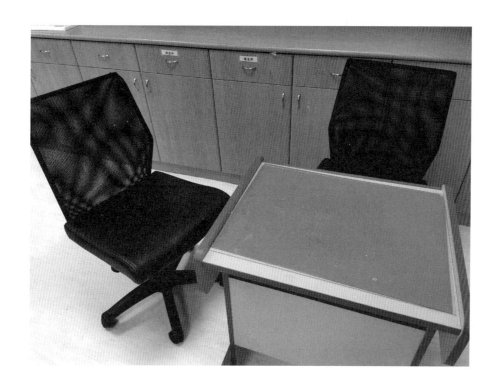

6-3　教案指引

一、考生指引

● 背景資料

　　57歲男性，有C型肝炎及長期飲酒之病史，本次住院前仍持續飲酒（高粱每日半瓶已超過20年）。住院前一週開始食慾不振，住院前兩天開始發燒，至住院當晚在家中被家屬發現意識不清，於急診發現休克與急性呼吸衰竭，插管後轉送至加護病房，今天是住院第二天，經腹部超音波檢查發現病患有肝硬化及大量腹水之現象。請您向病患家屬解釋病情與討論是否將進行腹水放液穿刺之檢查及治療。

- **測驗主題：移動式腹部超音波及腹水放液穿刺之操作**
  - 對患者兒子做病情解釋。
  - 說明腹水放液穿刺之適應症、可能併發症，以及對預後之影響與替代方案。
  - 簡單說明腹水放液穿刺之操作方式。
  - 操作移動式腹部超音波。
  - 腹水放液穿刺之器械準備與模擬操作。
- **測驗時間：16 分鐘**
- **回饋時間：5 分鐘**

••

※ 相關檢查報告（病歷資料放置於診間外）

- 生命徵象：體溫：38.5℃；心跳：105min；呼吸：22min；

  血壓：95/60 mmHg

  E3M4VT；SpO$_2$ 95%

一、現在病史：急診醫師診斷為敗血症性休克與急性呼吸衰竭，插管後轉送至內科加護病房；今天是住院的第二天，腹部超音波檢查發現病患有肝硬化及大量腹水之現象。

二、過去病史：C型肝炎。

三、個人史：抽菸20年以上，每天至少20根；每天喝酒20年以上（高粱半瓶）

四、過敏史：NA。

五、職業：無業。

六、病患家屬成長歷程：病患兒子專科畢業後，就在修車廠上班，到現在約15年。

七、家族史：父親和兩個哥哥都是喝酒過世，不知道有沒有肝癌或肝
　　　硬化；母親健在。一共有三個孩子（一男兩女）。

腹部超音波：

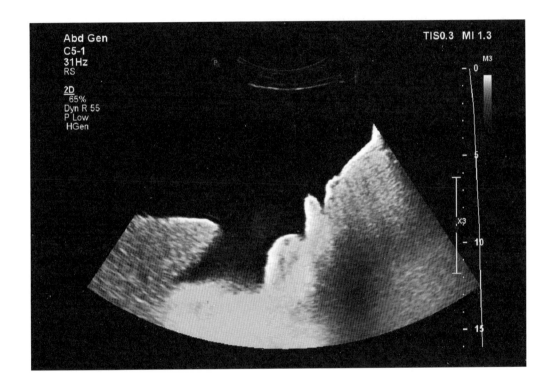

二、考官指引

※ 本題測驗目的：

□病史詢問　□理學檢查　■ICU醫病溝通

■臨床處理與衛教　■單項技能操作

● 評分重點提示

1. 本考試目的在於為R3進入ICU前臨床能力之最低標準把關，不在於鑑別優劣。

2. 請掌握本題之測驗目的。

3. 本題之關鍵評核項目（Critical Decision point）為評核項目＿＿＿請特別留意、把關。

4. 本題預期一般學生之平均表現為＿＿＿分。

5. 請詳讀checklist項目、評分說明。

● **測驗場景：**內科加護病房。

● **標準化病人基本資料：**王小明先生，35歲男性，修車廠雇員，因父親重病住加護病房，將前往探視並詢問病情。

● **病情摘要：**

1. **個案情境、主訴與現在病史：**（考生扮演ICU R3醫師，已經事先知道病人狀況）

王阿明先生，57歲男性，有C型肝炎及長期飲酒之病史，本次住院前仍持續飲酒（高粱每日半瓶已超過20年）。住院前一週開始食慾不振，住院前兩天開始發燒，至住院當晚在家中被家屬發現意識不清，於急診發現休克與急性呼吸衰竭，插管後轉送至加護病房，今天是住院第二天，經腹部超音波檢查發現病患有肝硬化

及大量腹水之現象。目前R3住院醫師將向病患家屬解釋病情與討論是否進行腹水放液穿刺檢查。

此次會談目的：

- 說明腹水放液穿刺之適應症、可能併發症，以及對預後之影響及替代方案。

- 說明腹水放液穿刺之操作方式。

- 移動式超音波之簡單操作。

- 腹水放液穿刺之器械準備。

2. **過去病史**：C型肝炎。

3. **個人史**：抽菸20年以上，每天至少20根；每天喝酒20年以上（高粱半瓶）。

4. **過敏史**：NA。

5. **職業**：無業。

6. **病患家屬成長歷程**：病患兒子專科畢業後，就在修車廠上班，到現在約15年。

7. **家族史**：父親和兩個哥哥都是喝酒過世，不知道有沒有肝癌或肝硬化；母親健在。一共有三個孩子（一男兩女）。

8. **婚姻或性生活**：太太已改嫁。

9. **國外旅遊史（T）、職業史（O）、接觸史（C）、群聚現象（C）**：否

　生命徵象：體溫：38.5 ℃；心跳：105 min；呼吸：22 min；

　　　　　　血壓：95/60 mmHg

　　　　　　E3M4VT；SpO_2 95%

腹部超音波：

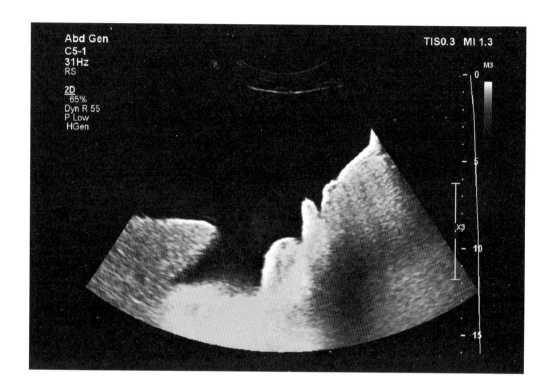

三、SP 指引（劇本）

標準化病人指引：王小明先生，35歲男性，修車廠雇員，因父親重病
　　　　　　　　　住加護病房，將前往探視並詢問病情。現在R3住院
　　　　　　　　　醫師即將向您解釋父親的病情，並將詢問是否要進
　　　　　　　　　行腹水放液穿刺之檢查及治療。

考題說明

- 測驗主題：ICU腹水病患之處置
- 演出任務：測驗考生病情解釋、醫病溝通與說明檢查之治療目的及
　危險性的能力。
- 情境：內科加護病房床邊
- 人力和道具：SP 1名、護理師 1名、安妮（Kelly）、點滴高掛在點
　滴架上、單包Jelly、腹水放液穿刺同意書、N/S軟式袋、口罩、隔離
　衣、插手紙、布類、無菌治療巾、針筒回收器、ICU會談室牌。
- 演出時間：16 分鐘

回應考生原則

　　被動接受詢問即主動提問，若考生以開放式問句，可多回答訊
息。

劇情摘要

　　王阿明先生，57歲男性，有C型肝炎及長期飲酒之病史，本次住
院前仍持續飲酒（高粱每日半瓶已超過20年）。住院前一週開始食
慾不振，住院前兩天開始發燒，至住院當晚在家中被家屬發現意識不
清，於急診發現休克與急性呼吸衰竭，插管後轉送至加護病房，今天
是住院第二天，經腹部超音波檢查發現病患有肝硬化及大量腹水之現
象。目前R3住院醫師將向病患家屬解釋病情與討論是否進行腹水放液

穿刺檢查。

● 此次會談目的

■ 說明腹水放液穿刺之適應症、可能併發症,以及對預後之影響及替代方案

■ 說明腹水放液穿刺之操作方式

■ 移動式超音波之簡單操作

■ 腹水放液穿刺之器械準備

家屬態度及情緒:情緒與悲傷強度5分。此病患家屬個性急躁,較無醫療方面相關之背景知識。目前病患家屬焦慮不安,想趕快了解病人狀況。

1. 過去病史:C型肝炎。

2. 個人史:抽菸20年以上,每天至少20根;每天喝酒20年以上(高粱半瓶)。

3. 過敏史:NA。

4. 職業:無業。

5. 病患家屬成長歷程:病患兒子專科畢業後,就在修車廠上班,到現在約15年。

6. 家族史:父親和兩個哥哥都是喝酒過世,不知道有沒有肝癌或肝硬化;母親健在。一共有三個孩子(一男兩女)。

7. 婚姻或性生活:太太已改嫁。

國外旅遊史(T)、職業史(O)、接觸史(C)、群聚現象(C):否

劇本對白例句

病歷架構	醫師對 SP 的問題	SP 的回應
自我介紹與確認病患家屬	王先生您好,我是( )醫師。	你住院醫師喔?
解釋患者的病況	我要跟你解釋(說明)您父親現在的病情。	現在我爸是怎樣?
	今天我們為王先生進行腹部超音波檢查發現有肝硬化合併大量腹水,可能有需要進行腹水的放液穿刺檢查。	你講白話一點啦!講那些我聽不懂的!我爸到底是怎樣?
與家屬關係建立,說明病情說明腹水穿刺的適應症	您的心情,我可以理解,不過我們需要您耐心聽我說明。目前我們懷疑您父親因為感染引發敗血性休克,正在積極治療中。為了找到感染的來源,今天早上做了腹部超音波檢查。	那結果哩?
	腹部超音波檢查發現有肝硬化合併大量腹水,肝硬化可能和 C 型肝炎及長期飲酒有關。而針對腹水的檢查,則有助於我們追查感染來源。	喔,那檢查要怎麼做?
說明腹水穿刺的操作說明腹水穿刺的可能併發症	我們用超音波找到肚子裡腹水比較多的地方,以無菌的方式,抽取檢體送化驗。	那這樣有沒有危險啊?
	雖然併發症發生的比例不高;畢竟是侵入性檢查還是有一定風險,包括腹水滲漏、感染、出血等。	有併發症?那可不可以不要做啊?不做會怎樣嗎?
腹水穿刺的替代方案	如果沒有檢查腹水及放液穿刺,我們還是會利用抗生素及利尿劑治療,但如此一來可能無法提供較精確的診斷及治療方向。	喔,不然你覺得怎樣比較好就怎樣處理啦!

6-4　評分設計

- 測驗項目：腹水放液穿刺

- 考試主題：ICU腹水病患之處置

- 測驗時間：16分鐘；回饋時間：5分鐘

- 測驗考生：＿＿＿＿＿＿　准考證編號：＿＿＿＿＿＿

操作技能技術表現	評分					
	5	4	3	2	1	N/A
解釋患者的預後並與家屬關係建立：10% 傾聽病人家屬談話，給予關懷並表達想要協助的意願， 完成腹水放液穿刺同意書之簽署						
說明腹水放液穿刺之適應症，可能併發症，對治療之影響：40%						
1. 說明腹水放液穿刺之適應症 10%						
2. 說明腹水放液穿刺之可能併發症 10%						
3. 說明腹水放液穿刺對治療之影響及其他選擇 10%						
4. 說明腹水放液穿刺之操作方式：10%						
移動式超音波及腹水放液穿刺之模擬操作：50%						
1. 腹水放液穿刺之器械及醫材準備 10% ★ 中紗布／沖洗棉枝：CD 包；16/18 穿刺針；無菌手套； 消毒液；空針						
2. 移動式超音波之簡單操作 10% ★ 開／關機；傳導膠；超音波定位						
3. 無菌面準備 10%						
4. 無菌技術及腹水放液穿刺之模擬操作 20%						
備註：						

建議之及格標準：3級分；您認為考生整體表現如何？

整體表現	說明	優秀 5分	良好 4分	及格 3分	及格邊緣 2分	不及格 1分	註解
	評分						

6-5　教學經驗分享

　　內科住院醫師的訓練過程中，絕大部分的學員在進入加護病房前，都會有接觸及處理過有大量腹水及需要進行腹水放液穿刺病患的經驗。本教案作為學員在第一、二年住院醫師訓練後，進入第三年住院醫師的考試，在技術層面而言，只要注意無菌技術的執行、簡單的腹部超音波操作，以及操作流程的一致性，可說是讓學員可以得心應手簡單通過的考題。考官及學員需要注意的是，在與家屬溝通的過程中，可能由於日常工作的繁忙，以及各學員表達與溝通技巧的不同，便會顯示出差異性。尤其是學員常在解釋侵入性處置時，對於可能的併發症及替代方案常會簡單帶過或直接跳過，往往需要標準病人的反問或考官的提醒，才會恍然大悟的想起來要針對此部分進行說明。然而對於所有的治療，不只是侵入性處置，可能的併發症及替代方案在臨床工作上，尤其是家屬的病情理解，都至為重要，此部分是儘管在繁忙的臨床工作及壓力下，期待學員們依然能夠注意的，也是考官們可以藉此機會加以提點的部分。

參考文獻

1.　Marinos P, Alexander S,Alice Moore, et al. The clinical management of abdominal ascites, spontaneous bacterial peritonitis and hepatorenal syndrome: a review of current guidelines and recommendations. *Eur J Gastroenterol Hepatol. 2016 Mar;28(3):e10-8.*

2.　Tomáš G,Lukáš L,Gabriela G,et al. Budd-Chiari Syndrome. *Prague Med Rep. 2017;118(2-3):69-80.*

3. Kimberly A. W, Kristin A. O, Eric W. C. An Unusual Cause of Abdominal Ascites. *Case Rep Gastroenterol. 2018 May-Aug; 12(2): 420–424.*

4. B A Runyon, A A Montano, E A Akriviadis, et al. The serum-ascites albumin gradient is superior to the exudate-transudate concept in the differential diagnosis of ascites. *Ann Intern Med. 1992 Aug 1;117(3):215-20.*

5. The Korean Association for the Study of the Liver (KASL).KASL clinical practice guidelines for liver cirrhosis: Ascites and related complications. *Clin Mol Hepatol. 2018 Sep; 24(3): 230–277.*

6. Todd W T, Robert W S, Benjamin W, et al. Videos in clinical medicine. Paracentesis. *N Engl J Med. 2006 Nov 9;355(19):e21.*

Chapter 7

ICU 腦死病患之器官勸募

馬偕紀念醫院醫學教育部副主任：林慶忠醫師
馬偕紀念醫院協談中心：羅惠群諮商心理師
標準化病人學會：高宗瑋訓練師

前言

在加護病房服務的第三年內科住院醫師，每天要面對的是如何搶救病患的生命；但是要能判斷出病情仍須積極搶救，或是已經需要跟家屬討論決定停止治療，對於他們來說仍是一項重大的挑戰。其中，對於潛在器官捐贈者來進行腦死判定的會診，並將腦死判定的結果讓家屬了解到，患者的疾病已將面臨死亡之不可逆性，進而進行悲傷輔導以及生命末期意願徵詢，這會是一個重要的課題。要如何從會診、通報切入到悲傷輔導與器官勸募，這個需要實地的模擬演練，尤其需要考慮到家屬的心情。透過此擬真訓練來讓第一線的住院醫師也能成為醫院中器官勸募的夥伴，是本課程的教學目標。

為了讓內科第三年住院醫師，在加護病房中具備有處理腦死病患器官勸募的基本能力，並了解本院器官勸募之流程以及相關的基本溝通技巧，所以開發了這個教案，在有保護的環境之下，來讓學員體驗腦死病患的告知方式，以及悲傷輔導的技巧與面對器官勸募的壓力。如果藉此能提升器官勸募的成功率，將可減少醫療資源耗費，並增加器官來源，讓更多等待者的生命得以延續。

教案題目：決定停止治療

教案對象：□新制 PGY2　□住院醫師 R1 升 R2　■住院醫師 R2 升 R3
教案類型：■病人照護　■專業知識　■人際關係及溝通技巧
　　　　　■專業素養　■制度下之臨床工作　■從工作中學習及成長

7-1　教學目標

一、訓練目的及目標

　　讓內科第三年住院醫師，在加護病房中具備有處理腦死病患器官勸募的基本能力，並了解本院器官勸募之流程以及相關的基本溝通技巧。

二、教學重點

　　1. 腦死的定義。

　　2. 腦死的診斷流程。

　　3. 如何告知家屬病患已經死亡。

　　4. 如何詢問家屬有關器官捐贈的意願及看法。

三、問題與討論

　　1. 請以近幾年來有關器官勸募的話題為例，舉例說出您的看法及建議？

　　2. 請問您在加護病房中發現病患疑似有腦死的現象時，您會如何處理？

- 如何知道病患有沒有腦死？
- 如何告知病患家屬，說明病人已經死亡？
- 如何向病患家屬說明器官捐贈的議題？

四、教材資源重點整理

- ICU器官勸募.pptx（課前參考資料）
- 腦死判定準則、人體器官移植分配及管理辦法
- 悲傷輔導（課前參考資料）
- 器官勸募要點

　　根據統計，臺灣每年約有兩百餘人捐贈器官，但是等待器官移植的病患卻有八千餘人，因此可知等待移植的病患及捐贈者人數相差甚遠。由於缺乏合適之捐贈者，很多人無法及時獲得適合的器官而失去生命，因此我們非常需要器官的捐贈，而器官捐贈與移植的另一層重要的意義，即是給予生命重生的機會。

※ 歷年臺灣地區器官移植捐贈發展情形

1. 民國76年6月「人體器官移植條例」公布實施。
2. 民國80年1月「中華民國器官捐贈中心」成立。
3. 民國82年8月「中華民國器官捐贈協會」成立。
4. 民國91年設置「財團法人器官捐贈移植登錄中心」。

※ 器官捐贈的種類

器官捐贈可分為兩大類

一、活體捐贈

　　依據「人體器官移植條例」第八條規定，活體捐贈是指將部分器

官捐贈給五親等以內之血親或配偶（配偶是指必須與捐贈器官者生有子女或結婚二年以上）。但結婚滿一年後始經醫師診斷罹患移植適應症者，不在此限，並應符合「人體器官移植條例」其他相關規定。

二、屍體捐贈

依據「人體器官移植條例」第四條規定，醫師自屍體摘取器官施行移植手術，必須在器官捐贈者經其診治醫師判定病人死亡後為之。前述死亡以腦死判定者，應依中央衛生主管機關規定之判定程序為之。此外，「人體器官移植條例」第十二條規定，提供移植之器官，應以無償捐贈方式為之。

那些病患是「條件符合神經學界定」而可以「照會神經專科」進行腦死判定？

1. 病人陷入深度昏迷，昏迷指數應為五或小於五，且必須依賴人工呼吸器維持呼吸。
2. 病人昏迷原因已經確定。但因新陳代謝障礙、藥物中毒影響未消除前或體溫低於攝氏三十五度所致之可逆性昏迷，不得進行。
3. 病人係遭受無法復原之腦部結構損壞。

腦死判定，應進行二次程序完全相同之判定性腦幹功能測試。

1. 第二次判定性腦幹功能測試，應於第一次測試完畢接回人工呼吸器至少四小時後，始得為之。
2. 罹病原因為情況明顯之原發性腦部損壞者，應觀察十二小時。
3. 罹病原因為腦部受損且有藥物中毒之可能性者，應逾藥物之半衰期後，再觀察十二小時。
4. 藥物種類不明者，至少應觀察七十二小時。

腦幹反射測試符合下列各款情形者，始得判定為腦幹反射消失：

1. 頭－眼反射消失。

2. 瞳孔對光反射消失。

3. 眼角膜反射消失。

4. 前庭－動眼反射消失。

5. 對身體任何部位之疼痛刺激，在顱神經分布範圍內，未引起運動
　 反應。

6. 插入導管刺激支氣管時，未引起作嘔或咳嗽反射。

經前條測試確認腦幹反射消失後，依下列步驟進行無自行呼吸之
測試：

1. 由人工呼吸器供應百分之百氧氣十分鐘，再給予百分之九十五氧
　 氣加百分之五二氧化碳五分鐘，使動脈血中二氧化碳分壓達到
　 四十毫米汞柱以上。

2. 卸除人工呼吸器，並由氣管內管供應百分之百氧氣每分鐘六公
　 升。

3. 觀察十分鐘後，動脈血中二氧化碳分壓須達六十毫米汞柱以上，
　 並檢視是否能自行呼吸。

4. 確定不能自行呼吸後，即將人工呼吸器接回。

進行腦死判定之醫師，應符合下列各款之一之條件：

1. 病人為足月出生（滿三十七週孕期）未滿三歲者：具腦死判定資
　 格之兒科專科醫師。

2. 前款以外之病人：

　 ⑴神經科或神經外科專科醫師。

　 ⑵具腦死判定資格之麻醉科、內科、外科、急診醫學科或兒科專

科醫師。

前項所稱腦死判定資格，係指完成腦死判定訓練課程，並取得證書者。

本準則修正前，已領有臺灣小兒神經醫學會所發，且仍於有效期限內之小兒神經學專科醫師證書者，具腦死判定之資格。

腦死判定，應由具判定資格之醫師二人共同爲之；其中一人宜爲富有經驗之資深醫師。

醫師進行腦死判定時，原診治醫師應提供病人之資訊及了解腦死判定結果。

如何關懷與輔導家屬？

1. 誠懇地溝通病情
2. 解說病患復元之可能性
3. 解釋腦死及死亡的定義與意義
4. 說明器官捐贈是一項醫療服務

進行器官勸募前，哪些事是第一線醫師應知道的？

1. 人體器官移植條例（民國104年7月1日修正）
2. 腦死判定準則（民國101年12月17日修正）
3. 人體器官移植分配及管理辦法 (民國103年09月10日修正)

五、基本訓練設備

安妮、SP、諮詢室。

※ 重點筆試測驗題（前測考題）（選擇題 4 選 1）

（ A ） 1. 要與家屬建立好關係有哪些重點，以下何者為非？

　　⒜快速的與家屬自我介紹

　　⒝表情及肢體語言展現真誠

　　⒞不中斷家屬表達

　　⒟善用會談空間

（ C ） 2. 對家屬的關懷與輔導有哪些重點，以下何者為非？

　　⒜使用家屬聽得懂的語言來解釋病人的預後

　　⒝病情解釋時講話速度不會太快

　　⒞用「我完全了解您的感受」來回應家屬的情緒

　　⒟適時詢問家屬是否有疑問

（ D ） 3. 那一個病患條件不符合神經學界定，而可以「照會神經專科」

　　進行腦死判定？

　　⒜昏迷指數為五

　　⒝依賴人工呼吸器

　　⒞昏迷原因已經確定

　　⒟植物人狀態

（ B ） 4. 要協助家屬認識及接受腦死，以下步驟何者為非？

　　⒜清楚說明腦死的診斷流程

　　⒝積極地追問家屬的認知及看法

　　⒞給予適時同理悲傷情緒及支持

　　⒟確認家屬是否已經了解病患已經腦死

（ B ） 5. 器官捐贈的處理流程，下列何者較佳？

　　A.家屬的關懷與輔導

B.器官捐贈者的確認

C.詢問家屬有關病人是否有簽署器官捐贈卡，並獲得器官捐贈
的同意

D.兩次腦死判定

E.說明器官捐贈並不會影響喪葬習俗的進行

(A) ABCDE　　(B) BACDE　　(C) BDCAE　　(D) DABCE

7-2　情境設置

※ 告示牌

第___5___站

游大愛女士想要了解她女兒（丘小天）的病情，您是 ICU R3，在會客時將向游女士解釋小天的病情，並討論是否將停止治療。

※ 場景配置圖

1. 測驗站門口讀題區。

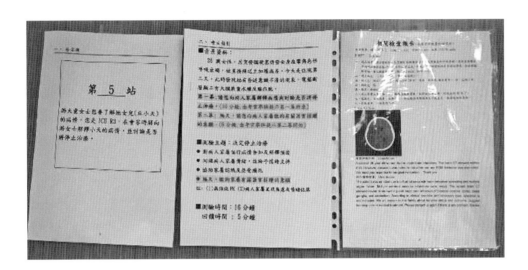

2. 26歲女性，因突發腦梗塞併發全身痙攣與急性呼吸衰竭，被轉送至加護病房。

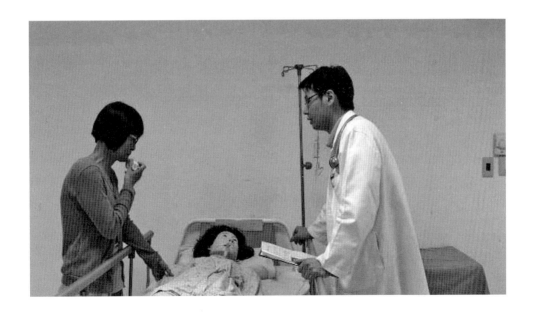

3. 加護病房內設有病情諮詢室及桌椅。

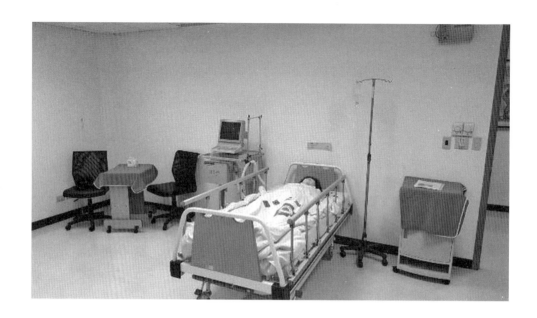

4. 考官觀察區及測驗後回饋區。

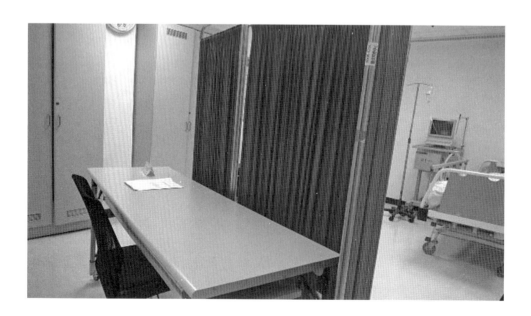

7-3　教案指引

一、考生指引

● **背景資料**

　　26歲女性，因突發腦梗塞併發全身痙攣與急性呼吸衰竭，被直接轉送至加護病房，今天是住院第三天，此時發現她有昏迷意識不清的現象，電腦斷層顯示有大腦嚴重水腫及腦疝脫。

　　第一幕：請您向病人家屬解釋病情與討論是否將停止治療。

　　　　　　（10分鐘，由考官舉牌提示第一幕結束。）

　　第二幕：隔天，請您向病人家屬徵詢有關器官捐贈的意願。

　　　　　　（6分鐘，由考官舉牌提示第二幕開始。）

● **測驗主題：決定停止治療**

■ 對病人家屬進行病情告知及解釋預後。

■ 同理病人家屬情緒，並給予情緒支持。

■ 協助家屬認識及接受腦死。

■ 隔天，徵詢家屬有關器官捐贈的意願。

註：⑴ 無須做 PE；⑵ 病人家屬呈現焦慮及情緒低落。

● **測驗時間：16 分鐘**

● **回饋時間：5 分鐘**

∙∙

※ 相關檢查報告（病歷資料放置於診間外）

■ 生命徵象：體溫：36.5℃；心跳：110min；呼吸：14min；

　　　　　　血壓：110/70 mmHg

　　　　　　E1M2VT；SpO$_2$ 95%

一、現在病史：急診醫師診斷爲突發性腦梗塞併發全身痙攣與急性呼吸衰竭，遂被直接轉送至內科加護病房。今天是住院的第三天，昨晚值班醫師發現她有昏迷的現象，緊急做電腦斷層顯示有大腦嚴重水腫及腦疝脫（uncal herniation）。

二、過去病史：5年前因車禍，臀部有過開刀。

三、個人史：抽菸10年以下，每天少於20根；偶爾喝酒，每日量不一定，已喝5年。

四、過敏史：NA。

五、職業：做網路拍賣。

六、病人家屬成長歷程：病人媽媽高職畢業後，就開始從事公職，到現在約30年了。

七、家族史：父母離異，母親健在，與父親沒有聯絡，爲家中獨生女，與母親相依爲命。

八、宗教背景：一般民間信仰。

Brain CT Scan:

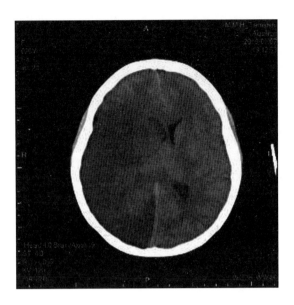

會診神經外科　Consultation：

A case of 26-year-old woman had multiple brain infarctions. The brain CT showed midline shift. However, anisocoric was noted in this afternoon and EOM limitation was also noted. We need your expertise for surgical evaluation.　Thank you

神外醫師回覆　Dear doctor:

The patient was admitted due to left atrial tumor with brain embolism spreading and multiple organ failure. Multiple cerebral vascular infarctions were noted. The recent brain CT showed severe brain swelling and large area infarction of bilateral cerebral cortex, basal ganglia, and cerebellum. According to clinical condition and laboratory data, operation is not indicated. We will explain to the family about her poor status and outcome. Suggest keeping current medical treatment. Please contact us again if there is any problem, thanks!

二、考官指引

※ 本題測驗目的

□病史詢問　□理學檢查　■ICU醫病溝通

□臨床處理與衛教　□單項技能操作

● **評分重點提示**

1. 本考試目的在於為R3進入ICU前臨床能力之最低標準把關，不在於鑑別優劣。

2. 請掌握本題之測驗目的。

3. 本題之關鍵評核項目（Critical Decision point）為評核項目＿＿＿請特別留意、把關。

4. 本題預期一般學生之平均表現為 ＿＿＿ 分。

5. 請詳讀checklist項目、評分說明。

● **測驗場景：** 內科加護病房。

● **標準化病人基本資料：** 游大愛女士，50歲女性，從事公職，因女兒重病住加護病房，將前往探視並詢問病情。

● **病情摘要：**

1. 個案情境、主訴與現在病史：（考生扮演ICU R3醫師，已經事先知道病人狀況）丘小天，26歲女性，根據媽媽表示，小天這一個禮拜都持續有咳嗽的情形，發病當天下午還出去買東西，回家不久後，發現女兒好像彎身下去撿東西時突然跌倒，之後開始產生癲癇的動作，於是她被送到醫院急救。急診醫師檢查發現有突發腦梗塞併發全身痙攣與急性呼吸衰竭，遂被直接轉送至加護病房。今天是住院的第三天，昨晚值班醫師發現她有昏迷

的現象，緊急做電腦斷層顯示有大腦嚴重水腫及腦疝脫（uncal herniation）。緊急會診神外醫師，結果認為無法手術治療。目前 R3住院醫師將向病人家屬解釋病情與討論是否將停止治療。

此次會談目的：

■ 對病人家屬做病情解釋。

■ 同理病人家屬的情緒，並給予情緒支持。

■ 與病人家屬討論是否停止治療。

■ 徵詢有關器官捐贈的意願。

2. 過去病史：5年前因車禍，臀部有開刀。

3. 個人史：抽菸10年以下，每天少於20根；偶爾喝酒，每日量不一定，已喝5年、無不良嗜好。不愛運動。

4. 過敏史：NA。

5. 職業：網路拍賣。

6. 病人家屬成長歷程：病人家屬高職畢業後，就開始從事公職，到現在約30年了。

7. 家族史：父母離異，母親健在。與父親沒有聯絡，為家中獨生女，與母親相依為命。

8. 宗教背景：一般民間信仰。

9. 婚姻或性生活：未婚與家人同住。

10. 國外旅遊史（T）、職業史（O）、接觸史（C）、群聚現象（C）：否

生命徵象：體溫：36.5 ℃；心跳：110 min；呼吸：14 min；
　　　　　　血壓：110/70 mmHg
　　　　　　E1M2VT；SpO$_2$ 95%

Brain CT Scan:

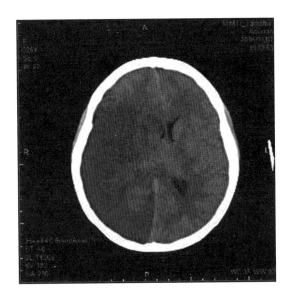

會診神經外科　Consultation：

A case of 26-year-old woman had multiple brain infarctions. The brain CT showed midline shift. However, anisocoric was noted in this afternoon and EOM limitation was also noted. We need your expertise for surgical evaluation.

Thank you

神外醫師回覆　Dear doctor:

The patient was admitted due to left atrial tumor with brain embolism spreading and multiple organ failure. Multiple cerebral vascular infarctions were noted. The recent brain CT showed severe brain swelling and large area infarction of bilateral cerebral cortex, basal ganglia, and cerebellum. According to clinical condition and laboratory data, operation is not indicated. We will explaine to the family about her poor status and outcome. Suggest keeping current medical treatment. Please contact us again if there is any problem, thanks!

道具及器材：安妮，點滴高掛在點滴架上，第10分鐘舉牌：第一幕結束；第二幕開始。

第一幕：請您向病人家屬解釋病情與討論是否將停止治療。

（10分鐘，由考官舉牌提示第一幕結束。）

第二幕：隔天，請您向病人家屬徵詢有關器官捐贈的意願。

（6分鐘，由考官舉牌提示第二幕開始。）

三、SP 指引（劇本）

標準化病人指引：游大愛女士，50歲女性，從事公職，因女兒重病住加護病房，正前往探視並詢問病情。現在第三年住院醫師即將向您解釋女兒的病情，並將詢問是否要停止治療。

考題說明

■ 測驗主題：ICU腦死病人之器官勸募

■ 演出任務：測驗考生病情解釋、醫病溝通與情緒同理與支持、器官勸募的能力。

■ 情境：內科加護病房床邊

■ 人力和道具：SP1名

■ 演出時間：16 分鐘

回應考生原則

被動接受詢問即主動提問，若考生以開放式問句，可多回答訊息。

劇情摘要

丘小天，26歲女性，根據媽媽表示，小天這一個禮拜都持續有咳嗽的情形，發病當天下午還出去買東西，回家不久後發現女兒好像彎身下去撿東西時突然跌倒，之後開始產生癲癇的動作，於是她被送到醫院急救。急診醫師檢查發現有突發腦梗塞併發全身痙攣與急性呼吸衰竭，遂被直接轉送至加護病房。今天是住院的第三天，昨晚值班醫師發現她有昏迷的現象，緊急做電腦斷層顯示有大腦嚴重水腫及腦疝脫（Uncal herniation）。緊急會診神外醫師，結果認為無法手術治療。目前R3住院醫師將向病人家屬解釋病情與討論是否將停止治療。

此次會談目的：

■ 對病人家屬做病情解釋

■ 同理病人家屬的情緒，並給予情緒支持

■ 與病人家屬討論是否停止治療

■ 徵詢有關器官捐贈的意願

病人家屬的態度及情緒：情緒與悲傷強度7分。病人家屬雖經歷悲傷情緒，但仍能理性與醫師對話，個性屬於比較正向思考類型。目前病人家屬焦慮不安，心情悲傷。

1. 過去病史：5年前因車禍，臀部有開刀。
2. 個人史：抽菸10年以下，每天少於20根；偶爾喝酒，每日量不一定，已喝5年、無不良嗜好。不愛運動。
3. 過敏史：NA。
4. 職業：網路拍賣。
5. 病患家屬成長歷程：病患家屬高職畢業後，就開始從事公職，到現在約30年了。
6. 家族史：父母離異，母親健在，與父親沒有聯絡，為家中獨生

女，與母親兩人相依爲命。

7. 宗教背景：一般民間信仰。

8. 婚姻或性生活：未婚與家人同住。

9. 國外旅遊史（T）、職業史（O）、接觸史（C）、群聚現象
（C）：否

> PS：丘小姐住院到現在，游媽媽仍在震驚與失落當中，對於病情並不很了解，只知
> 道狀況很不好，但期望能出現奇蹟，讓她女兒可以醒過來。

道具及器材：安妮，點滴高掛在點滴架上，第10分鐘舉牌：第一
幕結束；第二幕開始。

第一幕：請您向病人家屬解釋病情與討論是否將停止治療。
（10分鐘，由考官舉牌提示第一幕結束。）

第二幕：隔天，請您向病人家屬徵詢有關器官捐贈的意願。
（6分鐘，由考官舉牌提示第二幕開始。）

劇本對白例句

病歷架構	醫師對 SP 的問題	SP 的回應
自我介紹與確認病患家屬目前情緒狀況，與家屬建立關係	游女士您好，我是（　）醫師你現在還好嗎？我想你應該很擔心女兒的狀況。	（　）醫師您好，是啊，我女兒好像昏迷了，她到底怎麼了？
解釋患者的預後並同理家屬情緒反應	我要跟您解釋 (說明) 您女兒現在的病情，也請您先整理一下心情，深呼吸一下。	Q1：發生了什麼事？（神情緊張）
	是這樣子的，昨晚值班醫師發現她有昏迷的現象，緊急做電腦斷層顯示有大腦嚴重水腫及腦疝脫。且緊急會診神外醫師，結果認為無法手術治療。	無法手術治療是什麼意思？怎麼會弄成這樣呢？（搓手）這樣對於以後的健康會有什麼影響？ Q2：會好嗎？（情緒激動）

病歷架構	醫師對 SP 的問題	SP 的回應
反應家屬激動情緒，並同理支持其情緒	您的擔心，我可以理解。您女兒的狀況我們也感到非常難過，不過她現在的狀況不是很樂觀，無法手術治療，表示我們能夠協助的部分就十分有限了。	我女兒在加護病房昏迷不醒，我就只有這麼一個女兒，你們一定要救救她，要不然我不知道要怎麼活下去？ 拜託你們，真的拜託你們！（握住醫師的手）
	游女士（握手），我們醫療團隊一定會盡全力來想辦法醫治您的女兒。 不過有一些未來可能不好的變化，我也需要先告訴您，醫生的能力也是有限，雖然盡了全力，也不一定能夠如我們所願。病情也有可能會一直惡化，例如腦死！	Q3：腦死是什麼意思？ 你說我女兒會死嗎？ 還有呼吸心跳嗎？
協助家屬認識及接受腦死	腦死的定義是根據腦幹死作為診斷標準，它有固定的診斷基本流程。如果經過確認，也算是死亡的狀態。	你是說我女兒可能會死亡？ 我女兒沒有任何機會醒過來嗎？ 接下來我們要如何處理？ 我該怎麼辦？
	游女士，我知道您一時沒辦法接受，但您女兒如果繼續惡化的話，有可能就會導致腦死，腦死的判定需經過兩次 2 位相關專業醫師的評估才能成立，如果真是這樣的話，可能要考慮停止治療。	Q4：你們要放棄我女兒！ 怎麼可以這麼做！
隔天，與家屬討論並提出器官捐贈的觀念	我知道現在不一定是好的時間點來說明器官捐贈，但如果您女兒的狀況惡化，我需要詢問您是否知道有關您女兒先前對器官捐贈的想法、以及她是否有簽署器官捐贈卡？	我不知道！ 我們從來沒討論過這類事！
	游女士您本人對捐贈女兒的器官有什麼想法？	我不知道！ Q5：這個會對她的後事有什麼影響？
	器官捐贈並不會影響喪葬習俗的進行，如果您這部分還有什麼疑問我們有專責的社工會再協助您。	

7-4　評分設計

※ 評分表

■ 測驗項目：決定停止治療。

■ 測驗時間：16分鐘

■ 測驗考生：＿＿＿＿＿＿　准考證編號：＿＿＿＿＿＿

Rubric Liker Scale	Excellent 5	competent 4	unsatisfactory 3	Poor 2	 1	備註
1. 與家屬建立關係 20% 　a. 合宜地與家屬自我介紹（不要太快太短） 　b. 表情及肢體語言展現真誠關心 　c. 積極傾聽家屬的擔心及對醫療的期待 　d. 不中斷家屬表達；e. 善用會談空間	5 項	4 項	3 項	2 項	1 項	
2. 家屬的關懷與輔導 20% 　a. 使用家屬聽得懂的語言來解釋預後 　b. 病情解釋時講話速度不會太快 　c. 有眼神的交會 　d. 同理家屬情緒，有效給予適當回應（複述） 　e. 適時詢問家屬是否有疑問	5 項	4 項	3 項	2 項	1 項	
3. 協助家屬認識及接受腦死 20% 　a. 說明腦死的觀念（定義是腦幹死） 　b. 昏迷指數應為五或小於五 　c. 依賴人工呼吸器 　d. 昏迷原因已經確定 　e. 無法復元之腦部結構損壞	5 項	4 項	3 項	2 項	1 項	
4. 向家屬說明病患可能已經腦死並詢問是否決定停止治療 20% 　a. 清楚說明患者有可能已經腦死，診斷流程（兩次腦判包括腦幹反射、自行呼吸） 　b. 給予家屬時間整理思緒 　c. 給予適時同理悲傷情緒及支持 　d. 確認家屬是否已經了解病患已經腦死 　e. 詢問是否決定停止治療	5 項	4 項	3 項	2 項	1 項	
5. 詢問家屬有關器捐的意願及看法 20% 　a. 詢問家屬病人先前對器官捐贈的想法 　b. 詢問家屬病人是否有簽署器官捐贈卡 　c. 詢問家屬對病人捐贈器官的想法 　d. 詢問家屬對於器捐是否有所擔心？ 　e. 說明器捐並不會影響喪葬習俗的進行	5 項	4 項	3 項	2 項	1 項	

建議之及格標準：3級分；您認為考生整體表現如何？

	說明	優秀 5分	良好 4分	及格 3分	及格邊緣 2分	不及格 1分	註解
整體表現	評分						

7-5 教學經驗分享

※ 林慶忠醫師

第三年內科住院醫師當面對ICU重症病患救與不救的兩難情境時，真的是會恐慌到不知所措，場景會出乎他們的意料之外而無法掌控！R3住院醫師在醫療面談技巧上都很純熟，也能表現專業與自信，解釋病情預後以及同理家屬情緒的能力較高。比較欠缺的能力是「協助家屬認識及接受腦死」以及「提出器官捐贈的觀念能力」。另一方面，不會選擇好的會談地點（例如病情諮詢室）也是一項缺失。

當病患家屬流露出悲傷情感的時候，學員們很想表達出同理心來回應病人家屬，但是疏於訓練，所以不知道「複述」的重要性。本教案的核心是要告訴學員包括對病人家屬進行病情告知及解釋、同理病人家屬情緒，並給予情緒支持、協助家屬認識及接受腦死、與病人家屬討論是否停止治療以及徵詢有關器官捐贈的意願。

此內科住院醫師腦死判定與器官勸募訓練，結合了翻轉教學及擬真情境，可以有效分析學員的能力，並做個人化的教學演練。協助第一線醫師對於腦死判定與器官捐贈流程的熟悉，以及反覆演練協助家屬認識及接受腦死的能力，可以作為未來推展器官勸募教育訓練的重要目標。

※ 高宗瑋訓練師的心得分享

1. 本教案與一般的劇情在演出上有何不同？

　　一般臨床OSCE的劇本都有固定台詞，演出時需要與一起演出的標準化病人反覆練習達到一致性，包含情緒的張力。本教案的重點是溝通、悲傷輔導、說明腦死後可以提供器捐的可能性，教案雖然有編寫劇本可供參考運用，但大部分還是依住院醫師的表現做微調，很難依劇本走但不能離題！

2. 悲傷情緒如何重複演出與去角化？

　　在演出前必須將角色內化，並充分與考官討論本教案想要達到的教學目的是什麼。

　　一般來說，演出當下我就是教案裡的丘媽媽，我必須揣摩突然失去親人的心情，當住院醫師進來時才會感受到家屬的焦慮、悲傷、失落，下一位住院醫師進來前我會先安靜下來，讓心情重新開始，並期望每位住院醫師都能得到公平情境演練！

　　去角化是比較複雜的心情轉折，一般與個人生命中曾經歷過的事件是否得到平靜有關，對應到角色裡如果正好是悲傷的，確實讓人難以承受。

　　我在去角化的過程中，通常會再看一次劇本或喝一杯水，藉由這些動作轉換情境、平復心情，重看劇本是讓自己由現在的10分回歸到0分，告訴自己這是演戲，喝水則是藉由吞嚥讓心靜下來，或者找個人聊一聊也可以，這些都是我個人處理劇本帶來衝擊的應對方式！

3. 多年的演出經驗，以病患家屬的身分對於住院醫師有何建議？

　　當標準化病人13年，演出類似劇本多次，從經驗中發現，住院醫師比較容易犯的問題是建立醫病關係，也許在醫學生養成時期通常是用考試來導向，先前模擬訓練較多的，也是病史詢問、身體檢查、病情解釋、醫病溝通與技能等，對於與病人或家屬的關係建立、同理心展現與悲傷輔導的練習較少，在臨床上不管是內科、外科、小兒科、婦產科、牙科又或是獸醫師，這些醫師與人的接觸都是一樣需要非常緊密。

　　如果是我，我會希望第一時間除了自我介紹之外，能給一點時間讓病人或家屬對疾病的狀況多一點了解的程度，之後再解釋病情的發展，因為不管好或壞，至少心裡有一定程度的了解，心情也不會太過於上下震盪。

　　關於病情解釋，我希望能提供一點個人的經驗，住院醫生在告知壞消息的時候，要態度溫和、口氣堅定的告知病人或家屬：「醫學還是有其極限，很遺憾的必須告訴妳……」，通常這個時候我能平靜的聽醫師說什麼，也能接受接下來的醫療處置！

※ 羅惠群諮商心理師的心得分享

壹、建立良好醫病關係

一、醫師向病人家屬自我介紹

　　Ex.：你好，我是X醫師，我是ICU的住院醫師，這幾天XXX都是我來負責照顧。

二、告知查房任務及目標

　　Ex.：今天來是要跟你解釋一下XXX的病情及後續的處置狀況。

三、詢問家屬與病人關係

　　Ex.：請問你是XXX的？嗯嗯，你好。

四、確認家屬稱謂（叔叔、阿姨、某媽媽等），並與家屬確認是否合宜。

　　Ex.：我可以稱呼你X媽媽嗎？（或阿姨等稱謂，但注意醫師自己可以有個習慣說法，也可以在對話當中保持一致而不混亂。）

五、確認家屬對病人病情已知資訊

　　Ex.：不知道X媽媽你對XXX的病情了解到哪裡，可以大概跟我說一下之前醫師跟你解釋到哪裡嗎？或是這幾天你在照顧上有沒有觀察到什麼想先跟我討論的？

六、掌握語速適中，態度溫柔但堅定

　　與家屬可以有眼神接觸（小技巧：可以五秒後轉換焦點至病人身上或周邊的醫療設備，三秒後再轉回家屬眼神接觸），醫師要小心語言使用上的贅詞及口頭禪，也注意不要太多的手勢，這些都會在對話當中形成對彼此的干擾。

　　Ex.：嗯嗯嗯嗯、是是是是是、當然當然、對啊、真的、唉唉、了解了解、連續按筆等。

貳、病情告知（壞消息）流程及家屬情緒同理

一、在告知壞消息前，先問問自己幾個狀態是否能掌握？

1. 對醫療有限性的接納程度？

   Ex.：能否接納醫療也有無能為力的時刻，能否面對家屬所挑戰的繼續無效醫療？期待醫療奇蹟？

2. 對死亡的理解程度？

   Ex.：死亡的意義、死亡的情緒感受、你如何面對死亡？你如何與他人討論死亡？

3. 對家屬面對死亡之情緒張力的承受程度？

   Ex.：面對強烈的悲傷情緒、高強度的憤怒情緒、針對性的言論該如何自處？如何穩定情緒不卑不亢地繼續對話？

二、如何同理家屬情緒？

1. 先講求與家屬同在，再接觸家屬情緒。同在不是拉扯誰該負責、誰對誰錯，同在也不是找答案、戰犯，而是可以理解彼此的立場及角色。

   Ex.：拉扯過程當中會有很多時候很像恐嚇（繼續救下去只是徒增他的痛苦啦！）

2. 情緒來自背後的故事意涵，擔心、難過、生氣、自責、罪惡。

   Ex.：花點時間去理解家屬擔心的內容是什麼？（X媽媽，我看到你好傷心，可以跟我說說你想到什麼讓你那麼傷心？）

3. 家屬自身情緒的拉扯及反覆，醫師應該溫柔但堅定地告知死亡是不可避免的事實，並讓家屬有被陪伴一同面對的感受。

   Ex.：我知道你仍舊想救她，我可以感覺到你的難過，但我剛剛說的死亡的靠近是無可避免的，我很遺憾要告訴你這個狀況。

4. 在家屬面對病人死亡前，有沒有什麼在面對死亡的期待及某些行為舉動、語言的表達、儀式的進行是可以幫忙家屬在面對死亡事件時，可以有效協助疏導情緒的。

　　Ex.：你可以握著XXX的手，好好跟她說說你有多想她，你在身邊總是讓她比較安心的。

5. 協助家屬可以梳理家庭系統當中其他的支持力量及陪伴的管道。

　　Ex.：不知道還有沒有其他家人可以在旁陪著你，一起討論呢？

6. 對DNR、病人自主權利法、安寧緩和醫療的了解。

　　Ex.：你們知道安寧緩和醫療可以幫忙XXX什麼嗎？

三、告知壞消息、討論可能即將來到的死亡、器官捐贈等敏感話題時

1. 運用隱密空間（會議室、單人病房等）。

2. 使用坐姿（陪病床、座椅使用，可避免激動昏倒受傷）。

3. 準備衛生紙（適時遞上衛生紙，也能產生陪伴效果）。

4. 事先聯繫相關家人一同到場（維繫家族支撐力道）。

叁、關於器官捐贈應該知道的文化觀點

一、關於死後遺體處理考量

1. 詢問家屬針對遺體處理是否有其相信的民間習俗、約定俗成的規定等。

　　Ex.：留全屍、火葬、植葬、最後一口氣、最後一面等。

2. 了解家屬有無宗教信仰，詢問在特定宗教信仰，對於遺體的理解及死後的世界狀態，理解運用何種儀式來達成。

　　Ex.：輪迴說、地獄受苦、遺體不應有外來物（人工血管）、告別式進行方式、瞻仰遺容等。

3. 家屬心中內在的評估及擔心

Ex.：不希望死後還挨刀受苦、怕痛、怕無法好好投胎等。

二、詢問器官捐贈的理解及運用故事說明

1. 詢問家屬對器官捐贈過去的理解：

Ex.：你聽過器官捐贈嗎？那個腦海中的想像是什麼呢？如果你不太清楚的話我可以花點時間跟你說明一下。

2. 探問家屬本身對器官捐贈的感受：

Ex.：不知道你對器官捐贈的感想是？你有聽過什麼器官捐贈的新聞故事嗎？聽到這類故事會引起你什麼感覺嗎？有曾經想過要器捐嗎？

3. 理解家屬對器官捐贈的理解跟感受後，可以評估可能性：

Ex.：聽你說了很多你對器捐的理解，好像也認同這樣的制度，不知道若XXX被判定腦死，你會想跟我們討論器捐的可能性嗎？我知道這是很困難的決定，但我們會陪你好好說一說你的想法。

4. 當家屬可以慢慢說出自身家庭對器捐的故事之後，才慢慢運用社會常使用的主流勸募來與家屬說明，但一切的決定醫療團隊都會予以尊重。

Ex.：遺愛人間、用另外一種形式活著，能讓更多的生命因XXX而繼續綻放著！

參考文獻

1. 中華民國器官捐贈協會 https://www.organ.org.tw/
2. 財團法人器官捐贈移植登錄中心 https://torsc.eoffering.org.tw/

Chapter **8**

重症醫學模擬訓練工作坊執行概況與成效分析

馬偕紀念醫院心臟內科：李俊偉醫師

　　醫學教育本身就是一個任重而道遠的事，而重症醫學的教學與訓練更是艱鉅，主要的困難有三個部分。第一，每一個重症病患的狀況都是獨一無二的：這些加護病房的患者可能同時有好多個問題，並且牽涉到許多不同系統的疾病，導致複雜度大大的提高，而過去的醫學教育很難在課本或是傳統課堂之中呈現這樣的疾病複雜度；第二，時間的壓迫性：加護病房的重症患者的病況，往往瞬息萬變，常常計畫趕不上變化，內科住院醫師可能還沒來得及弄清楚現在的問題，下一個挑戰就已經發生，往往會讓人措手不及，這也會對於學習造成影響；第三，醫學知識、醫療制度、法律以及倫理層面如何兼顧？病況危急或是生死交關的場合，常常會有更多醫學以外的考驗也挑戰著學習中的內科住院醫師，病況有變化的時候，醫學上我們還有哪一些選擇也許可以進一步幫助到病人？什麼時候應該要想到？病況緊急但是沒有加護病房床位該怎麼辦？生命垂危但聯絡不到家屬該如何是好？侵入性的檢查與治療該如何解釋？如何判定重症病人是否已經腦死？要怎麼做器官勸募？

　　基於以上這三點原因，因而導致過去對於內科住院醫師重症照顧的教學訓練，變成是遇到一個個案學習一個，因為每一位內科住院

醫師可能經歷的個案不盡相同，於是使得每一位醫師訓練出來之後的能力以及經驗存在著很大的異質性，而有一些特殊的狀況其實並不常見，我們希望藉由這個重症醫學模擬訓練工作坊，可以縮短並減少這種差異，讓我們教學訓練出來的內科住院醫師，在重症方面的教育品質能夠達到很一致。

在結果的部分，我們可以分成客觀與主觀兩個面向來看。在客觀方面，我們比較了前測驗與後測驗，所有學員在經過這個重症醫學模擬訓練工作坊之後，筆試成績都有著顯著提升。在主觀方面，從學員的課後問卷評分看來，學員們對於這個重症醫學模擬訓練工作坊整體的滿意度相當高，不論是自認對於醫學疾病的知識上的了解，或是對於未來加護病房未知挑戰的自信心，都有著顯著的進步。如此一來，對於未來內科住院醫師在重症或者加護病房照護上，有著質與量的大幅度提升。

經過這幾年的努力，我們藉由這樣的重症醫學模擬訓練工作坊訓練，在這些內科住院醫師學員的身上，我們看到了質與量的成長與進步，不論是在內科重症相關的知識上、手動操作上、困難排除上、醫院同儕間與行政制度上的橫向縱向溝通協調、醫病關係與溝通上，都可以看到長足的進步。這也與現今醫學教育強調醫學倫理以及醫師養成過程之中所希望的全人醫療有著某種程度的遙相呼應。

我們也將這些學員的成績做一個對比分析，依照模擬教學成績與筆試成績，我們可以將學員的成績分為四類，第一類學員的模擬教學成績跟筆試成績一樣出色；第二類的學員模擬成績很好，但筆試卻不如預期（知難行易）；第三類的學員則正好相反，模擬的成績不如筆試（知易行難）；最後一類學員則是兩種的表現都較為不足。我們希望依照學員們的表現與分類，分別給予不同程度的未來教學計畫，希

望能夠達到類似「因材施教」的效果。對於第一類的學員,只要稍微針對其兩個項目的些微弱點,進行補強並鞏固知識即可;對於第二類知難行易的學員,手作實作的實際練習可能是最為重要的;第三類的學生,實際操作能力純熟,但可能會知其然而不知其所以然,因此加強知識概念會是最為重要的部分;至於最後一類學員,因為模擬跟筆試的分數都有所不足,也許可能要從基礎打起。

　　我們實施重症醫學模擬訓練工作坊作為內科住院醫師在重症訓練課程中一環的,至今也邁入第五年了,我們在這過程之中,以及在每一次的工作坊之後,都會有一些檢討與調整,我們相信藉由結合翻轉教室與模擬教學,並且依照學員的模擬成績與筆試成績將學生分類,且依照他們的狀況因材施教,可以幫助我們未來的內科住院醫師之重症訓練更為扎實而完整。

PART 3

醫事職類模擬訓練

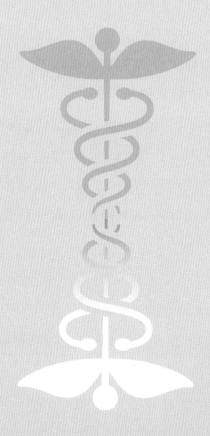

前言

馬偕紀念醫院內科部主任、馬偕醫學院醫學系內科學科主任：劉家源醫師

　　國內的擬眞教學書籍較多是聚焦於醫師職系執照考試，但隨著擬
眞教學的概念逐步普及運用在臺灣的醫學教育體系後，各醫事職系也
開始運用擬眞教學，並期待未來能提升教育訓練之成效。

　　此外，醫學教育的焦點也不只侷限在學員。一個課程的成功，
還需要有教學技巧及能力的師資。客觀結構式教學測驗（Objective
Structured Teaching Examination, OSTE）是一種教學能力的客觀評
量工具，期待在此評量與訓練下的教師教學技能，可以得到有效的提
升。由於本院在各醫事職系之OSTE擬眞教學已有多年的發展及成果，
故也將此部分的經驗提供分享。

　　在接下來的這個部分，我們將分享藥劑部、護理部以及呼吸治療
科這三個醫事職系的進階擬眞教學，包括OSTE的教案。必須特別強調
的是由於篇幅所限，在本書僅提供前述三個曾在國內外醫學教育學術
會議中得獎的醫事職系教案作爲演示，但並非本院只有這三個醫事職
系運用進階擬眞教學在成員及師資的訓練。在這個章節中只是先以這
三個教案與讀者分享，各醫事職系在擬眞教學之師資及教案發展，對
臨床醫療工作的品質提升的經驗。

Chapter 9

護病溝通困境指導

馬偕紀念醫院護理部：李玉霞

前言

　　畢業後二年期護理師（Nurse of Post-Graduated Year, NPGY）進入工作職場後，即面臨護理學生到護理師的角色職責轉變，但在面對工作業務及臨床照護問題解決時，往往容易因為未掌握溝通技巧而導致適應不良與挫折感，甚至影響其工作的自信心與留任意願。而護理臨床教師（Preceptor）身為NPGY之職場重要且關係密切的指導者角色，在教與學的互動中，臨床教師輔導與溝通技巧指導能力益顯重要，但輔導與溝通技巧指導為臨床教師之實作能力，並非教師與生俱來，其往往取自於過去經驗的累積或課室的教學訓練。而臨床教師從人際互動中汲取經驗及學習溝通技巧的運用，除將有助於其溝通能力的提升外，對於NPGY在面臨護病溝通問題時，亦能以同理、支持與尊重的態度，及提供較為合適的指導並營造正向的職場氛圍，以提升NPGY之溝通困境理能力。

　　財團法人醫院評鑑暨醫療品質策進會2016年年報指出，臨床教師訓練應以「提升教學正向文化」、「將教學融入資訊與通訊科技創新教學模式」、「學員輔導與溝通」及「增進臨床教師教學能力」為教師發展之主軸，其教學能力評量除需以客觀結構化臨床測

驗（Objective Structured Clinical Examination, OSCE）來評量專業技能外，另可藉由客觀結構式教學測驗（Objective Structured Teaching Examination, OSTE）評量臨床教師教學技巧。

　　本教案以臨床照護工作中學員與病人產生護病溝通問題的模擬情境代入，臨床教師需以此教學情境進行處理應對，並指導與學員護病溝通的原則。訓練目標與教案連結，以評量臨床教師在教學情境中的認知表現（Conception）、發現問題與解決問題的行為表現（Behavior）以及學習思考與態度（Attitude），期能培育具為學習者塑造優質學習環境、了解教學技巧、指導醫護知識與技能、具回饋能力及展現角色典範之臨床教師。

教案題目：護病溝通困境指導

考試主題：溝通能力、回饋技巧、問題評估與解決問題能力

教案對象：儲備臨床教師

測驗項目：□病史詢問指導　　□單項技能操作教學能力

　　　　　■溝通能力　　■回饋技巧　　■問題評估與解決問題能力

9-1　教案目標

一、訓練目的及目標

　　具備指導學員護病溝通困境時之應對及處理能力，並能依專業素養與技能進行學員醫護知能與溝通技巧指正與課程規劃。

二、教學重點

1. 溝通之定義。

2. 護病溝通應對技巧。

3. 同理心與關懷的展現。

4. 學員輔導與回饋技巧。

5. 醫護知識與技能指正與教學規劃。

三、問題與討論

1. 溝通的意義與歷程。

2. 如何進行有效的溝通？

3. 學員因護病溝通不良過程而造成衝突的困境時，教師的角色與如何因應？

4. 面對學員情緒低落或質疑時，教師應如何展現同理心與晤談技巧？

四、教材資源重點整理

1. 臨床教師訓練＿溝通與輔導技巧課程講義（課前參考資料）。

2. 衝突管理。

3. 同理心的層次。

五、基本訓練設備

面紙一盒、桌子一張、椅子二張、會議室指示牌一張、護理站指示牌一張。

※ 重點筆試測驗題（前測考題）（選擇題 4 選 1）

（D） 1. 人際溝通涵蓋的要素不包括下列何項？

　　　　(A)溝通的情境（環境、時間）

　　　　(B)訊息傳送者與接收者

　　　　(C)訊息

　　　　(D)傾聽

（C） 2. 在人際溝通回應過程，可以由哪些步驟達到同理心的傾聽？以下何者為是？

　　　　①藉由複述對方的話讓自己能專心聆聽；②用自己的話歸納對方的話；③注意對方說什麼，比注意對方感覺什麼更重要；④能以自己的話解釋，並理解對方

　　　　(A)①②③④　　(B)①②③　　(C)①②④　　(D)②③④

（A） 3. 溝通障礙常見於下列哪些現象？以下何者為是？

　　　　①對他人的行為進行分析與解說

　　　　②對他人的人格、行為，做出負面的評價

　　　　③告訴別人應該怎麼做才是對的

　　　　④藉由談論其他事情，轉移他人的注意力

　　　　(A)①②③④　　(B)①②③　　(C)①②④　　(D)②③④

（A） 4. 當與病人或家屬產生溝通過程中的衝突時，應對處理要點，下列何者為是？

　　　　①專注傾聽並盡可能充分理解對方

　　　　②盡量讓權力介入，以取得我方優勢

　　　　③營造合適的情境，讓雙方以冷靜、理性態度討論解決之道

　　　　④讓對方知道你有彈性和意願改變自己的立場

　　　　(A)①②③④　　(B)①②③　　(C)①②④　　(D)②③④

（C）5.當教師欲給學員的工作表現進行回饋時，可以掌握下列何種技巧？

①具體客觀的明確陳述看到的情況

②即時針對學員的行為、表現與成果給予建議和理由

③為了要讓學員能改進成長，宜針對表現提出批評，並聚焦學員的弱項

④對學員的表現優缺點均要兼顧，平衡回饋

(A)①②③④　(B)①②③　(C)①②④　(D)②③④

9-2　情境設置

※ 告示牌

第　一　站

您將要指導一位

發生護病溝通問題的學員

您有 8 分鐘時間

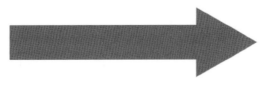

※ 考場配置圖

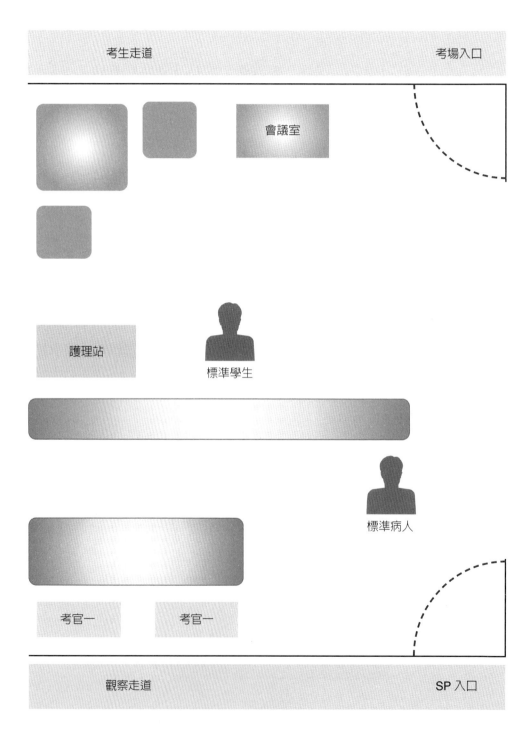

9-3　教案指引

一、考生指引

● **背景資料**

　　王美美，23歲女性，到職2個月之學員，在病室為一位75歲的男性病人進行抽痰技術後回到護理站。

● **教學地點：護理站**

● **狀況**

　　學員因進行抽痰技術後病人感到喉部不適，引發病人及家屬不滿，您是指導學員的臨床教師，請針對學員執行抽痰過程產生與病人及家屬的溝通困境分析進行分析、回饋與指導。

● **測驗主題：護病溝通困境指導**

■ 將向病人解釋抽痰狀況可能造成的不舒服，同理病人及家屬的情緒，並給予心理支持。

■ 對學員指導護病溝通之原則與重要性。

■ 對學員學習方針進行學習規劃。

　　註：病人及家屬對醫療處置不滿，案女至護理站投訴學員抽痰導致病人不適。

● **測驗時間：8分鐘**

● **回饋時間：2分鐘**

二、教師／考官指引

※ 本題測驗目的

測驗項目：■溝通能力　■回饋技巧　■問題評估與解決問題能力

※ 評分重點提示

1. 本考試目的在於為臨床教學技巧與指導原則把關，不在於鑑別優劣。
2. 請掌握本題之測驗目的。
3. 關鍵評核項目（Critical Decision point）為評核項目 <u>2.3.7.</u>，請特別留意、把關。
4. 本題預期考生（儲備臨床教師）之平均表現為 <u>14</u> 分。
5. 請詳讀checklist項目、評分說明。

※ 測驗場景：護理站

標準化學生基本資料：

　　王美美，23歲女性二年期NPGY學員，目前已經到職2個月，可執行侵入性之技術（如抽痰技術）。

標準化病人（家屬）基本資料：

　　林鳳嬌，50歲女性病人之女兒（標準化病人，以下簡稱SP），為病人林阿潭（75歲，男性）之主要照顧者。

情境摘要：

1.情境與個案主訴

　　NPGY學員王美美（標準化學生，以下簡稱ST）於執行抽痰技術

後，讓病人林阿潭喉嚨非常不舒服，導致病人與家屬（林鳳嬌，女性，50歲，SP）情緒不滿，SP到護理站向臨床教師（考生）質疑ST抽痰不熟練，導致病人不適，甚至抽痰管內有血絲產生，ST卻覺得抽痰本來就會不舒服，病人要自己忍耐，操作抽痰過程的不適與自己沒有關係，根本是病人自己的問題。

2. 此次目的

　　考生需向SP解釋抽痰狀況可能導致不適，安撫ST及SP的情緒，對ST指導護病溝通之重要性與原則，並依專業素養與技能進行ST的指正與學習規劃。

3. 病人態度及情緒

　　病人（林阿潭）：個性容易焦慮煩躁，原本對於抽痰過程就充滿緊張與害怕，因覺得學員抽痰過程很粗魯、不溫柔，抽痰後覺得喉嚨很不舒服，且抽痰管內竟然有血絲，感覺很不專業，而且服務態度不佳，住院過程有家屬（林鳳嬌）陪伴。

　　　　SP：因學員對病人（父親）抽痰的過程動作粗魯，抽痰後讓病人
　　　　　　覺得喉嚨很不舒服，感到氣憤，因此怒氣沖沖的到護理站找
　　　　　　護理師反應ST的狀況。

4. 病人現在病史：反覆性發作之COPD發作，住院治療中。

5. 病人過去病史：無高血壓、糖尿病病史。

6. 個人史：目前不抽菸、不喝酒，無不良嗜好。不愛運動。

■教材與場地設備：面紙一盒、桌子一張、椅子二張、會議室指示牌一張、護理站指示牌一張。

三、標準化病人及標準化學生指引（劇本）

1. 標準化病人指引

　　病人林阿潭75歲男性，病人意識清楚但較虛弱，病人因反覆性發作之COPD發作，至胸腔科住院，現因痰液量多且無法自咳，由家屬（SP，案女，林鳳嬌）按鈴請王美美（23歲，女性學員，到職2個月）執行抽痰，但抽痰後病人及家屬（SP）覺得王美美抽痰非常粗魯，致使病人喉部非常不舒服，所以至護理站投訴學員（ST）抽痰過程。

2. 標準化學生指引

　　王美美（23歲，女性學員，到職2個月），因病人林阿潭主訴痰液無法自咳，所以由家屬（SP）按鈴，希望王美美（ST）至病房協助抽痰，王美美（ST）抽痰後回到護理站，但家屬至護理站投訴王美美（ST）抽痰動作粗魯，導致病人感到喉嚨不舒服，王美美（ST）卻覺得抽痰本來就會不舒服，病人要自己忍耐，與自己沒有關係，根本是病人自己的問題。

考題說明

■ 測驗主題：護病溝通指導。

■ 演出任務：測驗考生護病溝通與學員指導。

■ 情境：林阿潭75歲男性，意識清楚但較虛弱，到胸腔科住院後，因痰液量多且無法自咳，由家屬（SP，案女林鳳嬌）按鈴請王美美（ST，23歲女性學員）執行抽痰，學員目前已經到職2個月，可自行執行抽痰技術。

■ 人力和道具：標準學生一名及標準化病人一名

■ 演出時間：8分鐘

回應考生原則

被動接受詢問，若考生以開放式問句，可多回答訊息。

劇情摘要

1. 標準化病人資料

    基本資料：

    標準化病人：由家屬（SP，案女林鳳嬌）照顧病人林阿潭（75歲男性），病人此次因COPD住院，意識清楚但較虛弱，到胸腔科住院後，因痰液量多且無法自咳，由家屬（SP，案女林鳳嬌）按鈴請王美美（23歲女性學員）進行抽痰。

    (1) 個案情境與主訴：由家屬（SP，案女林鳳嬌）至護理站主動告知考生，學員（ST）因執行抽痰動作粗魯不溫柔，且不專業，抽痰後導致病人喉嚨很不舒服，家屬情緒激動。

    (2) 考生為儲備臨床教師（已經事先知道學員剛由病室抽痰返回護理站，並知道狀況）。

2. 此次會談目的

    (1)臨床教師溝通能力；(2)回饋技巧；(3)問題評估與解決問題能力。

3. 病人態度及情緒

    個性焦慮煩躁。原本對於抽痰就充滿緊張與害怕，經過抽痰後，感到不安與氣憤，覺得學員抽痰的動作粗魯不溫柔，且不專業，抽痰後導致病人喉嚨很不舒服，住院過程有家屬（SP，案女林鳳嬌）陪伴。（本教案不呈現病人床邊抽痰的情境）

4. 現在病史：COPD 10年。

5. 過去病史：無高血壓、糖尿病病史。

6. 個人史：目前 不抽菸、不喝酒，無不良嗜好。不愛運動。

劇本對白例句

架構	SP / ST 的反應	考生對 SP / ST 的問題回應
對衝突的狀況進行安撫並表達歉意或遺憾	SP：（表現出不滿情緒，情緒設定為 7 分） ✓ 剛剛是不是妳去幫我爸抽的痰（指著 ST），你到底在急什麼，我知道抽痰很痛苦，可是把我爸弄得臉紅脖子粗，然後現在還一直咳嗽，抽痰管都弄得紅通通的。	安慰及安撫，並表達歉意或遺憾（眼神和口氣態度誠懇） ✓ 您說剛剛這位護理師去幫爸爸抽痰，所以爸爸很不舒服，是不是？ ✓ 不好意思，真的很抱歉，我們下次會注意。
表現尊重家屬（SP）	SP： ✓ 昨天也是我在照顧，昨天來的那個護理師就不會這樣，今天怎麼換到這個人就是這個樣子 ✓ 是新來的還是實習的啊，以前的都不會這樣，今天一來就看到我爸爸這樣，我真的很心痛耶！	言語與態度能尊重雙方（學員及家屬） 能接受與尊重 SP 表達抽痰過程造成不適的不滿 ✓ 我可以理解您的想法，我們一定都是盡全力，小心翼翼的幫您爸抽痰，剛才造成的情形我感到抱歉，我會再提醒同仁在抽痰過程中應更注意，造成病人不舒服真的很對不起。 ✓ 我知道爸爸抽痰不舒服你一定很心疼。
表現同理心	SP：（表現很難過，情緒設定為 5 分） ✓ 我跟你說（對考生），昨天那個護理師抽完痰就很溫柔，會跟我爸爸說，要注意，我現在要幫你抽痰，抽痰完還會幫我爸爸拍一拍，讓我們拿溫水給爸爸喝……，這個真的不知道在急什麼，是不是新來的，他抽的就是讓我爸看起來很痛苦，你知道我們家屬看著也好心疼。 ST：（表現不以為然，對 SP 白眼）	不急著表達自己意見，使用病人聽得懂的語言、講話速度不會太快、適當肢體或語言的表達。 ✓ 我現在向您解釋（說明）抽痰過程可能導致不舒服的情形 ✓ 當我們有痰時會不大舒服，而您家人自己咳痰的能力不好，如果被痰所堵塞，將無法呼吸順暢。因此，我們需要幫他抽痰，使他能呼吸得更有效、更舒服！
	SP 獲得安慰及安撫，並接收到考生表達歉意或遺憾，則可離開考場。	
	SP： ✓ 妳下一次抽痰的時候，可不可以注意一點？！	SP 離開考場（約 2 分鐘內需離開考場）
安慰與安撫	ST：（表現生氣與對 SP 的不滿，情緒設定為 7 分） ✓ 學姊，抽痰本來就會不舒服，那是病人自己的問題，又不是我的問題，我覺得很生氣，他怎麼可以這樣說我。	（選擇合適的會談地點：如會議室）能接受與尊重 ST 表達被投訴的不滿，耐心聽取學員想法與接受情緒表現，提供學員心理支持（接受其情緒及感受，不加以評論或質疑）。

架構	SP／ST 的反應	考生對 SP／ST 的問題回應
引導學員思考／反思	ST：（表現委屈或想哭，表達因另有一床病人要處理，所以較急，但該做的事都有做，卻還被投訴，但能接受自己抽痰導致病人不適。） ✓ 剛剛就病人按紅燈要抽痰，我剛好另外一床也有事情，我想要快點抽完，就可以去處理另外一床 ✓ 我就是有比較急一點，所以比較粗魯，可是他這樣說我，我很委屈耶！我也覺得我沒有錯啊，我也馬上去啊！ ✓ 是病人自己要求要抽痰的啊！我是有點急，但是……我只是想趕快把痰抽乾淨，我沒想過病人會覺得不舒服。	運用開放式問句引導學員自我評估 ✓ 要不要說一下剛剛妳去抽痰的狀況？ ✓ 剛剛對於家屬的投訴你抽痰時動作有什麼看法？
引導解決的方法	ST：（說明有依照技術操作標準，但未注意抽痰時壓力範圍，但未注意病人感受） ✓ 我的確沒有想到病人在抽痰過程會不舒服，我都有依標準技術在抽痰啊！有注意無菌技術，壓力表也有打開，但家屬一下子就來護理站投訴我也很難過，我有照標準程序在抽痰。 ✓ 可能我在過程中真的疏忽了病人的感受。	引導學員自我評估 ✓ 病人抽痰的過程感受不舒服，妳覺得可以怎麼做，讓妳可以改善病人不舒服情形？ ✓ 對於家屬今天這樣說妳，妳有什麼樣的感覺？
指正學員（ST）錯誤觀念並指導	ST： 未注意抽痰壓力範圍 未注意病人抽痰過程的不舒服 未提供抽痰過程的照護注意事項 未考慮病人及家屬的感受	指出學員錯誤觀念並能正確指導（指導學員正確抽痰操作步驟，且能提醒注意病人及家屬語言與非語言的表達和感受） ✓ 病人抽痰十分的痛苦，因為抽痰管子插進去喉嚨十數秒，病人會感覺完全不能呼吸的，而且喉嚨會很痛，可以先告知或安撫病人：「我知道你的不舒服，我會盡量幫你順利的抽到」，讓病人可以配合你抽痰的過程。 ✓ 病人不會沒事要求你抽痰，病人有被抽痰的經驗，所以才會反映你。 ✓ 因為你在執行抽痰過程太急促，所以導致病人被抽得很不舒服，甚至還造成咽喉受傷。不論病人意識是否清醒，在抽痰前請先助其側躺，然後拍痰，拍痰後，對於清醒的病人應鼓勵做有效咳嗽。

架構	SP／ST 的反應	考生對 SP／ST 的問題回應
統整及回應	接受指導 ✓ 雖然還是覺得委屈，但會記得此次經驗，並承諾下次會注意。	統整會談過程重點，對 ST 的態度進行回應 ✓ 侵入性的措施除需依標準技術與照護重點，還需注意病人及家屬的感受（統整）。 ✓ 確認學員了解正確的知識與技術，下次會注意，並認可 ST 態度的改變（回應）。

9-4　評分設計

一、評分說明

1. 安慰及安撫病人與家屬，並表達歉意或遺憾（眼神和口氣態度誠懇）

- 完全做到：安慰與同理病人抽痰過程產生不舒服的狀況。

- 部分做到：上述二項至少做到一項。

- 沒有做到：沒有安慰或安撫病人狀況。

2. 言語與態度能尊重雙方（學員及家屬）

- 完全做到：不拒絕及不任意打斷病人和學員的陳述。

- 部分做到：上述二項至少做到一項。

- 沒有做到：未接納病人及學員的陳述。

3. 表現同理心（傾聽病人及家屬談話，不打斷）

- 完全做到：不急著表達自己意見，使用病人聽得懂的語言、講話速度不會太快、適當肢體語言的表達。

- 部分做到：傾聽病人談話，但無任何回應。

- 沒有做到：會打斷病人說話。

4. 能耐心聽取學員想法與接受情緒表現，提供學員心理支持

- 完全做到：專注於說話者，用心傾聽。用自己的詞句表達，歸納

對方的談話。從對方的角度看事情。透過自己的話語，解釋與包
容對方的心情。

- 部分做到：上述達二項。
- 沒有做到：上述一項或無。

5. 指出學員錯誤觀念並能正確指導（重點：對抽痰引發不適的想法與態度）

- 完全做到：適度回應學員的問題、指出錯誤的地方（態度應同理病
  人不適的感受，而非理所當然會發生），並提供建議與正確指導。
- 部分做到：回應學員的問題，但無提供建議與指導。
- 沒有做到：未回應學員的問題。

6. 能運用開放式問句引導學員自我評估

- 完全做到：引導學員思考問題及提供解決的方法。
- 部分做到：上述達一項。
- 沒有做到：上述皆未做到。

7. 引導學員思考問題及解決的方法

- 完全做到：使用開放式問句引導學員自我評估。
- 部分做到：使用非封閉式問句引導學員自我評估。
- 沒有做到：未做到。

8. 對學員進行正向回饋並且避免批判性言語與態度

- 完全做到：進行三明治回饋並且避免批判性言語。
- 部分做到：上述達一項。
- 沒有做到：未做到。

**9. 針對學員的表現態度或特定行為提出引導反思（重點：忽略抽痰引起的
不適及護病的關係緊張）**

- 完全做到：針對學員的表現態度或特定行為提出意見，引導學員
  自省改善的方向。

- 部分做到：上述達一項（表現態度或特定行為）。
- 沒有做到：未做到。

10. 聽答學員問題後能做統整及回應

- 完全做到：聽答學員問題後，有做統整及回應（預留溝通管道）。
- 部分做到：統整及回應（預留溝通管道），兩項僅做到一項。
- 沒有做到：未做到。

二、評分表設計

評分項目	評量考生			
	2	1	0	
評核項目	完全做到	部分做到	沒有做到	註解
醫病溝通能力、問題評估及解決問題能力				
1. 安慰及安撫家屬，並表達遺憾（眼神和口氣態度誠懇）				
2. 言語與態度能尊重雙方（學員及家屬）				
3. 表現同理心（傾聽家屬及學員談話，不打斷）				
4. 能耐心聽取學員想法與接受情緒表現，提供學員心理支持				
5. 指出學員錯誤觀念並能正確指導（抽痰引發不適）				
6. 能運用開放式問句引導學員自我評估				
7. 引導學員思考問題及解決的方法				
回饋討論				
8. 對學員進行正向回饋並且避免批判性言語與態度				
9. 針對學員的表現態度或特定行為提出引導反思				
10. 聽答學員問題後能做統整及回應				

滿分：20分，建議之Angoff及格標準：__14(70%)__分（專家之平均）

您認為考生整體表現如何？

整體表現	說明	優秀 5分	良好 4分	及格 3分	及格邊緣 2分	不及格 1分	註解
	評分						
考官回饋							

評分考官簽名：＿＿＿＿＿＿＿＿＿＿

標準化學生 / 病人評分表

標準化學生 / 病人：　　　　　　儲備臨床教師：　　　　　　結果：□通過 □未通過

受測日：　年　月　日	組別： 評分標準				
評分項目		正確 2	部分 1	未執行 0	備註欄
1. 臨床教師有傾聽我談話，且使用我聽得懂的話。					
2. 臨床教師有運用同理心適度回應我的問題。					
3. 臨床教師了解狀況時，講話速度不會太快。					
4. 臨床教師有適度安撫我的情緒。					
5. 臨床教師有適度解決我的問題。					

整體表現	優良	普通	邊緣	不通過	總分：

回饋意見

評分者簽名：＿＿＿＿＿＿＿＿

9-5　教學經驗分享

　　新進護理人員的臨床適應與留任，是醫院與護理部門的問題與挑戰，但面對臨床中護病溝通不良或是衝突的狀況，往往直擊新進護理人員的社會價值或工作壓力，甚至是新進護理人員卻步於臨床工作之前的原因之一，而護理臨床教師之角色，能協助新進人員適任的重要角色及學習專業與融入社會化的關鍵人物。但臨床教師在面對不同世代的護病溝通衝突與處理的方式時，是否已經接受相關溝通或衝突管理的教育訓練，並有能力應對於指導新進護理人員在面對護病溝通困

境時的教學與輔導，是教學計畫主持人或部門教育規劃者應思考的問題。

在臨床照護忙碌的狀況中，新進護理人員容易因需在時限內完成預定的工作，或執行急迫性的照護措施，而容易忽略同理病人或家屬的感受，也因而容易造成病人或家屬的誤解或抱怨，甚而被病家質疑工作能力與專業訓練不足。新進人員在面臨此情境時，容易有不知所措、委屈而產生心理衝擊與情緒反應，此時，身為臨床教師，雖有社交溝通應對經驗，但對於在面對這樣的狀況時，需處理新進人員與病人、家屬的溝通困境，並能傾聽病人或家屬訴求、抱怨，與安撫病家和學員情緒起伏的反應與感受。除此之外，臨床教師應布置較佳的會談環境，針對發生護病溝通不良的原因與過程，及時引導學員進行事件的反思，並藉由回饋與輔導技巧，提出學員不適任之處，並給予指正與指導，必要時需重新規劃教學計畫，以提升新進人員護病溝通的技巧。

本教案藉由標準化病人及標準化學生之臨床護病溝通困境之情境，模擬臨床教師面對病家抱怨事件及新進學員之護病溝通困境的不適任態度，臨床教師應如何進行衝突處理與教學，評量重點在於臨床教師處理應對溝通困境時之問題評估，及解決問題的能力、溝通應對技巧與回饋。

參考文獻

1. Boillat, M., Bethune, C., Ohle, E., Razack, S., & Steinert, Y. (2012). Twelve tips for using the objective structured teaching exercise for faculty development. *Med Teach, 34*(4), 269-273. doi:10.3109/0142 159x.2011.599891.

2. Chang, N.-C., & Tzeng, C.-R. (2012). OSTE 建議流程. *Journal of Taipei Medical Association, 56*(2), 66-70.

3. Trowbridge, R. L., Snydman, L. K., Skolfield, J., Hafler, J., & Bing-You, R. G. (2011). A systematic review of the use and effectiveness of the Objective Structured Teaching Encounter. *Med Teach, 33*(11), 893-903. doi:10.3109/0142159x.2011.577463

4. 翁新惠，齊珍慈，王敏華，陳淑芬，高淑雰，陳美碧……傅玲（2012），護理臨床教師教學能力進階訓練成效初探。*榮總護理*，29(2)，167-175。doi:10.6142/vghn.29.2.167

5. 耿家鈺，江志明，藍顯章，吳貞芳，吳金蘭，趙祖玫……林政勳（2011），客觀結構式教學測驗評量於放射技術學之應用：以臨床超音波技術教學訓練爲例。*中華放射線技術學雜誌*，35(2)，91-98。doi:10.30045/cjrt.201106.0004

6. 財團法人醫院評鑑暨醫療品質策進會（2016），2016 Annual Report Joint Commission of Taiwan. Retrieved from file:///I:/31_OSTE/My%20EndNote%20Library-OSTE%20Copy.Data/2016%E5%B9%B4%E5%A0%B1-final.pdf.

7. 劉敏與劉克明（2006）。以客觀結構式教學測驗（OSTE）評量臨床教學技巧。*醫學教育*，10(2)，98-104。

Chapter 10

病人訴怨處理與溝通

馬偕紀念醫院藥劑部臨床藥學科主任：張雅惠藥師

前言

　　「又不是我調劑錯誤的」、「我又沒有態度不好!真是惡人先告狀」、「病人同一個問題已重複問好幾次了」、「很忙！藥師人力不足」、「這不是我能解決的」，常聽到藥師對於病人的訴求與問題覺得不可理喻，有時也會因語氣或表達方式被投訴態度不佳，歸咎原因大多是彼此沒有有效溝通。

　　每天川流不息的就醫領藥人潮，在這樣忙碌的狀況下，如何兼顧藥師專業職責與服務品質更是一大課題。「人際關係與溝通技巧」屬於藥師六大核心能力之一，在學員先備學習經驗中，雖有安排禮儀應對、全人照護溝通技巧及異常事件處理的核心實體課程，但在藥品相關的病人訴怨事件中，尤其是給錯藥的處理，面對病人不滿或憤怒的情緒表現，對新進藥師而言，常常不知所措，或應對過程易脫口不當言詞，造成溝通不良與衝突的發生。如此，對於當下問題，非但未解決反而衍生其他議題。此類事件並非時常發生，可透過課程規劃與學習，使藥師具備臨場應對、溝通技巧能力是重要且必需的。

　　我們運用形成式客觀結構式臨床測驗（Formative Objective Structured Clinical Examination），來評量新進藥師與病人溝通的在職

訓練成效，以作為課程設計及加強學員輔導項目之參考。本教案情境設計考生為小夜值班藥師，藥局主管不在，須獨自面對一位拿慢性病連續處方箋，且藥局連續二次給錯藥的病人訴怨處理。採用標準化病人及模擬藥局，模擬藥師在臨床工作上，可能遇到病人投訴給錯藥的處理應對，進行情境模擬評量，有助於學員經驗的累積。評量重點在解決問題的能力及溝通應對的技巧，除了傾聽病人訴求問題、安撫病人情緒、同理病人感受外，需清楚處理標準流程與了解藥品安全管控機制，能及時妥善處理，將傷害降到最低。

教案題目：病人訴怨處理（給錯藥、尚未誤用）

教案對象：■二年期藥師　□二年以上藥師　□助理臨床藥師
　　　　　□臨床藥師

測驗項目：□專業知識　■專業技能　■溝通技巧　■解決問題

10-1　教案目標

一、訓練目的及目標

　　具備處理病人訴怨之基本溝通應對與解決問題能力，並了解給錯藥處理流程與藥品安全管控機制。

二、教學重點

1. 溝通的定義。
2. 溝通應對技巧。

3. 優質服務的定義。

4. 面對給錯藥事件處理的要點與流程。

5. 藥品安全管控機制。

6. 異常事件通報。

三、問題與討論

1. 大家認為什麼是相容／不相容的溝通？

2. 面對給錯藥事件，除了安撫病人情緒、傾聽、同理病人的感受
   外，處理的要點與流程為何？

   （請以A藥誤給成B藥，但病人尚未誤用，您必須處理為例，來進
   行討論，舉例說出您的看法及建議為何？）

3. 若發生給錯藥品時，該不該誠實告知？
   - 何時告知？
   - 由誰告知？
   - 說些什麼？
   - 要不要道歉？

四、 教材資源重點整理

1. 溝通技巧及禮儀應對課程講義。

2. 異常事件處理要點課程講義。

3. 標準作業書（SOP）──病人意見處理及回覆。

4. 標準作業書（SOP）──禮儀標準服務流程。

五、基本訓練設備

1. 準備相關教材：錯誤藥品、正確藥品、訴怨紀錄單及交班本。
2. 測試站場地設備：筆電1台、電話1具、桌子1張、椅子2張。

※ 重點筆試測驗題（前測考題）（選擇題 4 選 1）

（D） 1. 針對「溝通」，下列何者是最佳描述？
　　　⒜訊息傳遞
　　　⒝完整說出想說的
　　　⒞明確說明重點
　　　⒟需要訊息的傳遞和反饋來共同組成

（D） 2. 何謂良好的「溝通」？
　　　⒜傾聽
　　　⒝打開心房
　　　⒞同理心
　　　⒟以上皆是

（B） 3. 與病人應對時，下列何者為非？
　　　⒜誠實以對，冷靜，勿恐慌
　　　⒝反正病人聽不懂，不用說太多
　　　⒞不要反應過度、打岔、反駁，留心肢體動作
　　　⒟了解原因，儘速解決問題

（D） 4. 優質服務的應對方式，下列何者為非？
　　　⒜熱忱、真心
　　　⒝禮貌、微笑

　　　(C)正向思考、站在對方立場來想

　　　(D)不是自己的疏失，要先澄清，讓對方知道你是好意幫忙

（B）5. 面對異常事件的積極處理要點，下列何者爲非？

　　　(A)否認、傲慢爲大忌

　　　(B)直接由長官來向病人或其家屬致歉

　　　(C)確認事實和目的，將模糊訊息具體化

　　　(D)把握第一時間的溝通

10-2　情境設置

※ 告示牌

第　5　站

您將要進去面對一位拿慢性病連續處方箋，連續二次給錯藥的病人。

10-3　教案指引

一、考生指引

● **背景資料**

　　病人持慢性病連續處方箋，上個月領藥時，藥袋列印「DEANXIT®得安緒膜衣錠」，發現藥袋內卻是「Dexilant®得喜胃通緩釋膠囊」。這次領第二個月的藥，藥局又犯同樣的錯誤。病人不太高興，你是值班藥師，藥局主管不在須獨自處理。

● **測驗主題：給錯藥處理（病人尚未誤用）**

- ■ 更換正確藥物
- ■ 回應病人訴求、安撫情緒
- ■ 依藥劑部作業規範（SOP）處理
- ■ 交班（填寫病人訴怨紀錄單或交班本）

　　　　註：考生不須解釋病情或用藥指導

● **測驗時間：8 分鐘**

● **回饋時間：2 分鐘**

※ 場景配置圖

1. 模擬藥局內設有藥物諮詢室、電腦、電話及桌椅。

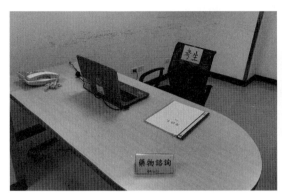 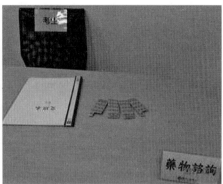

2. 考官觀察區及測驗後回饋。

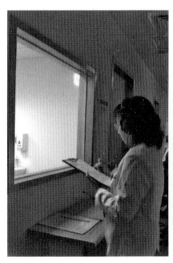 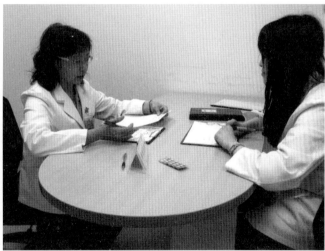

二、考官指引

● **本題測驗目的**

□專業知識　■專業技能　■溝通技巧　■解決問題

● **考官任務提示**

1. 本考試目的在於二年期藥師完成門診藥事作業訓練後，面對病人訴怨時的問題解決與溝通應對之基本能力加以把關，不在於鑑別優劣。

2. 本測驗為回饋型教案。

3. 評分心態是評分公平性之關鍵，評分時請保持專注。

4. 本題預期二年期藥師之平均表現為_____（通過標準）。

5. 請檢視考生指引、SP劇本與評分表之測驗目標一致性，以掌握本題。

6. 請詳讀評分項目、評分說明。

■ 測驗場景：藥局藥物諮詢處（藥師小夜值班時段）。

■ 病人基本資料：吳芯芙，57歲女性。

■ 病情摘要：

一、個案情境與主訴

　　病人持慢性病連續處方箋，上個月領藥時，藥袋列印「DEANXIT®得安緒膜衣錠」，發現藥袋內卻是「Dexilant®得喜胃通緩釋膠囊」。這次領第二個月的藥，藥局又犯同樣的錯誤。病人不太高興，你是值班藥師，藥局主管不在須獨自處理。

二、考生需達成任務

1. 更換正確藥物，解決病人問題。

2. 回應病人訴求、安撫情緒。

　　3. 依藥劑部作業規範（SOP）處理。

　　4. 交班（填寫病人訴怨紀錄單或交班本）。

三、病人的態度及情緒：中年身材，頭腦清楚、脾氣不好，一副得理不饒人
　　的態度。

四、事件背景：親人意外驟逝，目前獨居。有憂鬱、失眠等現象。有定期回
　　身心科門診治療，診斷為創傷後壓力症候群，長期服用抗憂鬱藥品。

■ 教材與場地設備：錯誤藥品、正確藥品、訴怨紀錄單、交班本、電
　　腦1台、電話1具、桌子1張、椅子2張。

■ 演出時間：8分鐘

■ 回饋時間：2分鐘

三、SP 指引（劇本）

標準化病人指引：病人吳女士，57歲，上個月來看門診，醫師
　　　　　　　　　開立慢性病連續處方箋，領藥時得安緒膜衣錠
　　　　　　　　　（DEANXIT®，精神安定劑）給成得喜胃通
　　　　　　　　　（Dexilant®，消化性潰瘍藥）。這次來領第二次慢
　　　　　　　　　性病連續處方箋，藥局還是將得安緒膜衣錠給成喜
　　　　　　　　　胃通，因此帶著喜胃通到藥局要求處理。

考題說明

■ 測驗主題：病人訴怨處理（給錯藥、尚未誤用）

■ 演出任務：

　1. 表達不滿、生氣，要求換藥

　　若考生未表達歉意、無法安撫情緒，標準病人仍要引導考生更換
　　藥物。

2. 要求找主管。

3. 引導考生說明「提升病人用藥安全機制」。

4. 是否接受考生陳述的理由，態度是最重要的判斷依據。

■ 情境：上個月來看門診，醫師開立慢性病連續處方箋，領藥時得安緒膜衣錠（DEANXIT®，精神安定劑）給成得喜胃通（Dexilant®，消化性潰瘍藥）。這次來領第二次慢性病連續處方箋，藥局還是將得安緒給成得喜胃通，因此帶著得喜胃通到藥局要求處理，表現出一副得理不饒人的態度。

■ 你的穿著：穿著合身整齊，服裝不拘。

■ 演出時間：8分鐘

■ 回饋時間：2分鐘

回應考生原則

※ 若考生未出現不適當步驟，標準病人可不再強烈表達不滿的情緒。

※ 若考生所問問題不在劇本設定範圍時，應如何反應？

1. 對於封閉式問題：你可以「點頭不語」、「沉默不回答」，或回答「沒有」、「不知道」、「忘記了」。

2. 對於開放式問題：你可以「點頭不語」、「沉默不回答」，或回答「沒有」、「不知道」、「忘記了」。

劇情摘要

一、臨床資料

1. 病人基本資料：吳芯芙，女性，57歲，喪偶，獨居，國中老師。

2. 個案情境與主訴

上個月來看門診，醫師開立慢性病連續處方箋，領藥時得安緒膜衣錠（DEANXIT®，精神安定劑）給成得喜胃通（Dexilant®，

消化性潰瘍藥）。這次來領第二次慢性病連續處方箋，藥局還是將得安緒膜衣錠給成喜胃通，因此帶著喜胃通到藥局要求處理。藥局主管不在，當班藥師須獨自處理。

二、此次目的

更換正確藥品，想了解藥局連續二次給錯藥且給錯同樣藥品的原因，希望下次別再發生了。

三、病人態度及情緒

屬於中年身材，頭腦清楚、脾氣不好，一副得理不饒人的態度。

四、過去病史

親人意外驟逝，目前獨居。有憂鬱、失眠等現象。有定期回身心科門診治療，診斷為創傷後壓力症候群，長期服用抗憂鬱藥品。

五、個人史

大學學歷、不抽菸、失眠時偶爾飲酒。

六、家族史

父母、配偶及子女在某次意外全部罹難，目前獨居。

七、系統回顧

總是覺得孤單、寂寞、無法入睡、淚水不自主地流、問老天爺為什麼自己的命這麼苦。身體無明顯異樣，但全身老是痠痛感到不適。

劇本對白例句

教案架構	藥師對 SP 的問題	SP 的回應
專業形象	考生穿藥師服、配戴執業執照、職員證，服裝儀容具專業形象	
專業禮儀 主動自我介紹與確認病人身分 （關係建立）	您好，我是（王）藥師，請坐。 請問要如何稱呼您呢？	（不語）
	請問有什麼問題／請問有什麼需要服務？	你們又給錯藥了！（連同藥袋將藥品交給藥師）
表達歉意與解決問題 （要求換藥／更換藥物）	不好意思！／對不起！	第一次領藥給錯藥，這次第二次領藥又給錯藥，還給錯同樣的藥，真是太離譜了。
	我馬上幫您處理。	（不語）
	請問這是您本人的藥嗎？	對。
	您這是慢性病連續處方箋領的藥？	是的。
	這個藥您之前有服用過嗎？	（表情不悅）當然有，我已經吃很久了。
	有帶其他的藥來嗎？／有帶整包藥來嗎？	沒有，只帶錯誤的這袋藥。
	我再幫您全部檢查一遍，好嗎？	只有這個藥有錯，其他沒帶來。
	不知您是否已經服用？	（表情不悅）都還沒吃，我看到藥不對了，怎麼還敢吃？
	（考生若一直沒有主動換給正確藥品）	（提高聲調，表情不悅）你到底要不要換藥給我啊？
溝通技巧與客訴處理 （拿到藥後要求找主管）	很抱歉，我馬上更換正確的藥物給您。實在很對不起！	（表情不悅）嗯，你先換藥給我。
	對不起！您要領的藥是得安緒膜衣錠，這是為您更換正確的藥品 28 粒，請您點收。	你們不是第一次給錯，我要找你們主管。
	現在值班時間，主管不在，不好意思！	（生氣）主管不在，那你們連續二個月都給錯藥，要怎麼處理？
	不好意思！主管現在剛好不在，我會報告主管處理。	我怎麼知道你會不會報告主管？如果你不報告，我要找誰？
	像這種給錯藥的事，是很嚴重的事，我們一定會報告主管處理，檢討改善。	

教案架構	藥師對 SP 的問題	SP 的回應
	明天上班，我請我的主管儘快回您電話，好嗎？	如果我等不到主管的電話，我要找誰？
	可以請您留下聯絡的電話號碼嗎？	0937-XXX-XXX
	什麼時候你比較方便接電話？	都可以
	我是藥局的 XXX 藥師，您可以找我。我們一定會給您回電，如果您沒接到電話，可以來電找 X 組長，他們會給您答覆。	（責備口氣）還好是我認得這個藥，不然你們真的會害死人。
引導考生說明「提升病人用藥安全機制」	不好意思。	（質問口氣）你們拿藥都沒有核對嗎？為什麼會給錯？
	不好意思。	（質問口氣）怎麼我連續二次碰到你們給錯藥，還給錯同樣的藥。是我比較倒楣？還是我比較厲害，才能抓到你們的錯誤？
專業技能（說明本院藥品安全管控機制）	我們的流程是要經過調劑藥師、核對藥師、發藥藥師，才會將藥交付給您。	
	醫院都有給藥的安全機制與流程管控來避免錯誤及改進，藥局會做給錯藥原因分析，及預防再次發生的對策檢討。	你們既然有這些機制，為什麼還會給錯藥？
	我們很重視病人用藥安全，每個月都會開會檢討，主管都會列出一些特別的案例，提醒大家注意。	
溝通技巧（客訴處理／是否接受考生陳述的理由，態度是最重要的判斷依據）藥師應避免不當溝通忌諱	對不起！可能是因為藥名（英文商品名）很像的關係，藥師又很忙，一時疏忽，實在對不起！	（非常生氣）「藥名像」、「很忙」就可以錯嗎？這是什麼理由？（非常生氣）連你們醫學中心都常給錯藥，那看病拿藥還有什麼保障？我要告到衛生局！
	（藥師無反應）	（非常生氣）這種事可以發生錯誤嗎？如果吃出人命，你們賠得起嗎？
	「人非聖賢，孰能無過」，是人都有可能犯錯，而且藥師給錯藥，有時是系統、流程或人力不足上的問題。	（非常生氣）這是什麼理由？我要告到衛生局！

教案架構	藥師對 SP 的問題	SP 的回應
	我們的病人很多，工作真的很忙，所以藥師難免會給錯藥，而懲處藥師也有失公道。	（非常生氣）這是什麼理由？我要告到衛生局！
	（推給別人）這不是我做的……。	
	（推給醫院）藥師福利不好，人力不足。	
	（推給未知）這不是我能解決的。	
	（推給未知）人總是會犯錯。	
說明後續處理，避免錯誤再發生	針對您此次事件，我會呈報主管，作為我們內部改善流程的依據。這件事的警示，讓我們知道需要改進的地方。	
	針對您這次事件，我會幫您填寫訴怨紀錄單，作為我們內部改善流程的依據。訴怨紀錄單對我們有很大的警示作用，讓我們知道需要改進的地方。	你們應該好好再檢討，一定要改善，不要再拿錯藥了，吃錯藥，是很危險的。（拂袖而去）
溝通技巧（客訴處理）同理心、傾聽、感謝	我了解您的感受，造成您的困擾，實在很抱歉，我們會好好再檢討。	
	謝謝您的意見，我一定會報告主管，我們會好好再檢討。	
（記錄、交班）	（填寫交班本、填寫訴怨紀錄單）	（離去）

10-4　評分設計

※ 評分表

■ 第 幾 站：第五站

■ 站　　　名：病人訴怨處理（給錯藥、尚未誤用）

■ 評分面向：溝通技巧、解決問題能力、專業技巧

■ 考生姓名：＿＿＿＿＿＿　考生編號：＿＿＿＿＿＿

項次	評分項目	考生實際發生的狀況	關鍵步驟	正確2	部分1	未執行0
1	專業形象	穿藥師服、配戴執業執照、職員證，服裝儀容具專業形象。				
2	專業禮儀	您好，我是（王）藥師，請坐。				
		不好意思！／對不起！				
3	解決問題（更換藥物）	我馬上更換正確的藥物／這是正確的藥品。	*			
4	溝通技巧（客訴處理）	主管現在不在，不好意思！我會報告主管。				
		我請我的主管儘快回您電話。				
		我是藥局的 XXX 藥師，您可以找我。或者可以來電找 X 組長。				
5	專業技能（說明本院藥品安全機制）	我們的流程是經過調劑、核對，才會將藥品交付給您。	*			
		醫院都有給藥的安全機制及流程管控，以避免錯誤及改進。				
		我們很重視病人用藥安全，每個月都會開會檢討。	*			
		此次的事件，作為我們內部改善流程的依據。				
		這件事的警示，讓我們知道需要改進的地方。				
6	溝通技巧（同理心、傾聽、安撫情緒）	我了解您的感受，謝謝您的意見，我們會好好再檢討。				
		眼神回應病人，安撫病人情緒。				
		（未出現）不是我做的、藥師人力不足、不是我能解決的。	*			

項次	評分項目	考生實際發生的狀況	關鍵步驟	正確 2	部分 1	未執行 0
7	專業技能 （記錄、交班）	（填寫交班本或填寫訴怨紀錄單）				
		（記錄內容完整）				
評量（Angoff 方法）		總分_____分（PGY 及格分數：　分）		□及格　□不及格		
整體表現		共執行_____項（＊）關鍵步驟				
		□優良　　　□普通　　　□邊緣　　　□不通過 ◎執行關鍵步驟達 3 項，整體表現之等級列屬「邊緣」以上				

回饋意見：有做到下列項目，請打勾 ☑
□更換正確藥物　　□致歉、安撫病人　　□表達改善誠意　　□記錄、交班
□說明藥品安全機制

評分考官簽名：_____

10-5　教學經驗分享

用藥疏失是醫療錯誤事件中最常見的錯誤類型，最主要原因是因藥物治療的過程，由醫師處方到病人用藥之間，需經過許多步驟，有任何一關未做好把關，就可能造成錯誤的發生。用藥疏失發生了怎麼處理，是非常重要且棘手的課題，應視為危機處理，讓傷害降至最低。

我們藉由本教案傳遞藥師處理原則，應以誠實和專業態度面對，切忌專業的傲慢。

1. 將病人轉移至較隱密或獨立空間，讓病人先坐下，請教病人發生什麼事？是否已服用？服用多少？感覺如何？等疏失相關問題，讓病人儘量發洩不滿之情緒，而不要說「冷靜」、「我們很忙」、「沒什麼大不了的」、「明天再請主管處理」、「藥名很像」等不關心不重視的語氣。

2. 從訊息中分析疏失的嚴重性，立即給予病人妥當的處置。

3. 若需要可尋求同事支援，共同討論以求得最好處理。

4. 溫和語氣說明清楚事實，不要有藉口推諉，眞誠的道歉，並告知病人我們將繼續追蹤及關心。

5. 事件後，進行異常事件的交班與通報。

　　我們需營造好的通報文化，對發生錯誤人員的心理照護、通報內容保密、不追究疏失責任、即時性反應疏失，藉由通報、教育、檢討、改進等機制，以避免再度發生。

　　形成式臨床情境模擬測驗，重點在找出學員的學習缺失，給予回饋促成學員更精熟某些技巧，同時給予反思（reflection）的機會。透過眞實案例改編的情境模擬評估與教學，學員們都能更具體知道給錯藥處理要點及應對技巧，了解溝通最重要的就是發自內心傾聽與觀察病人所需，這樣不管面對什麼溝通難題，皆能迎刃而解，相信在有效溝通下，定能建立良好醫病關係。

參考文獻

1. Brennan TA, et al. Incidence of adverse events and negligence in hospitalized patients: Results of the Harvard Medical Practice Study I. *N Engl J Med*.1991 Feb 7; 324(6): 370-376.

2. Schwappach D, Sendlhofer G, Häsler L, Gombotz V, et al. Speaking up behaviors and safety climate in an Austrian university hospital. *Int J Qual Health Care*. 2018 Nov 1; 30(9):701-707.

3. Schwappach D, Sendlhofer G, Kamolz LP, Köle W, et al. Speaking up culture of medical students within an academic teaching hospital: Need of faculty working in patient safety. *PLoS One*. 2019 Sep 12;

14(9).

4. Fishman L1, Brühwiler L, Schwappach D, et al. Medication safety in Switzerland: Where are we today? *Bundesgesundheitsblatt-Gesundheitsforschung-Gesundheitsschutz*. 2018 Sep; 61(9):1152-1158.

Chapter **11**

高擬真 OSCE 於呼吸治療評量與教學的應用

馬偕紀念醫院呼吸治療師：程素玲

前言

呼吸器的機械通氣能夠幫助呼吸衰竭病人維持足夠的肺泡換氣，減少呼吸做工及改善氧合狀態，甚至穩定生命徵象，是一種重要的維生設備，而呼吸器的呼吸照護，則是呼吸治療專業領域主要的臨床業務，尤其在加護病房中的呼吸器病人，每天上演著不同緊急及嚴重程度的呼吸窘迫問題。處理這些呼吸困難的相關技能，舉凡呼吸器病人突發呼吸窘迫之處理原則、身體評估與肺機械力學（Lung mechanicus）的判讀、呼吸器參數設定、動脈血氣體分析判讀、胸部X光判讀、鑑別呼吸窘迫原因等，呼吸治療的學生在校皆有被以「單一技術」方式分別教導過，但到了臨床實習碰到此情境時卻愣住不知所措，無法跨出第一步做整體性評估與處置，爲了減少重症及綜合呼吸治療實習生面對第一次評估與處理臨床呼吸器病人突發呼吸窘迫時之窘境，因此應用高擬真假人模擬臨床情境開發了此OSCE教案，再配合「模擬培訓學習理論」整合式的教學策略做練習與測試，引導及補強學生臨床學習方向及機會，以訓練並輔助其臨床重症呼吸照護技能之學習。

同時爲了讓線上的臨床呼吸治療師，不管是PGY或兩年以上的工

作人員，能再提升此重症照護能力並解除技能盲點，對於緊急嚴重的
呼吸窘迫問題，能有更快速反應的評估及處理，故用此相同題目的擬
真OSCE教案，但不同的評量訓練過程設計，以達到相同的正向教學成
效。

　　「呼吸器病人突發呼吸窘迫之評估與處置」是一個團隊合作照護
的臨床狀況，所以此教案除了針對呼吸治療師或實習學生做測試訓練
外，亦設計標準醫師及護理師角色在情境中與考生互動，強化他們與
醫療團隊人員溝通與討論的能力。

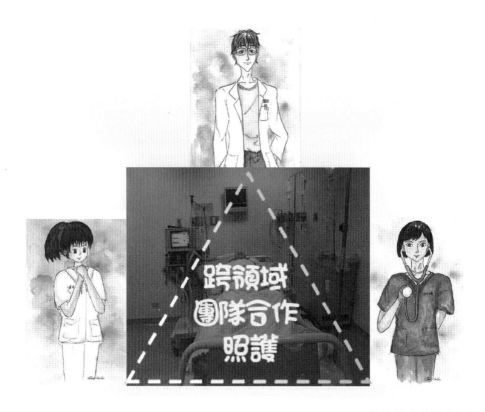

鄭梅蘭呼吸治療師繪圖

> **教案題目：呼吸器病人突發呼吸窘迫之評估與處置**
>
> **教案對象：**□基礎實習生（UGY）　■重症及綜合實習生（UGY）
> 　　　　　　■PGY 及 2 年以上呼吸治療師
> **教案類型：**□病史詢問　■身體評估　■溝通技巧
> 　　　　　　■臨床處理與解決問題能力　■鑑別呼吸窘迫
> 　　　　　　■操作型技術（實習生）

1-1　教學目標

一、訓練目的及目標

　　具備緊急處理「呼吸器病人突發呼吸窘迫」時之重症呼吸照護能力，並依評估與檢查結果鑑別呼吸窘迫原因，以達下列訓練目標：

1. 能依「使用呼吸器病人突發呼吸窘迫之處理原則」，與護理師互動合作執行病人呼吸系統和生理參數的評估【身體評估與肺機械力學（Lung mechanicus）判讀】，並立即做出初步判斷及處置。

2. 能針對初步判斷結果，如氣胸（或單肺塌陷、支氣管痙攣）等肺部狀況及呼吸問題，調整適當的呼吸器參數設定。

3. 能運用有效溝通模式（ISBAR）通知醫師病人呼吸窘迫問題，並與其討論相關之處理方法。

4. 能依醫囑正確執行動脈導管（A-line）採血（實習生），並判讀分析動脈血氣體（ABG）檢驗結果。

5. 能說出氣胸【或單肺塌陷、支氣管痙攣（肺炎）】等胸部X光（CxR）表徵，並正確判讀結果。

6. 能依相關檢查及評估結果，明確辨識病人呼吸窘迫問題之原因。

7. 能依辨識結果與醫師討論了解或建議，解決病人呼吸窘迫及肺部問題之治療方法。

二、教學要點

1. 引導模擬臨床上病人使用呼吸器突然出現呼吸窘迫時的評估與處置原則。

2. 教導氣胸、單肺塌陷、支氣管痙攣（肺炎）等肺部問題之身體評估（視、聽、叩、觸），與Lung mechanicus不同的變化。

3. 如何依病人肺部狀況及呼吸問題調整適當的呼吸器參數，並實際設定演練。

4. 如何使用有效溝通模式（ISBAR）與醫療團隊人員溝通並建立團隊精神。

5. 學習以動脈導管（A-line）採血方法抽取動脈血，執行動脈血氣體分析（實習生），並判讀結果。

6. 教導氣胸、單肺塌陷、支氣管痙攣（肺炎）等肺部問題之胸部X光（CxR）相關表徵及判讀要點。

7. 學習綜合相關檢查及評估結果，辨識病人呼吸窘迫原因【氣胸、單肺塌陷或支氣管痙攣（肺炎）】，並強化主動與醫師討論了解解決問題之治療方法。

三、問題與討論

1. 在處理危急的「呼吸器病人突發呼吸窘迫」之緊急狀況時，您覺得最困難的挑戰為何？

（例如：不知如何跨出第一步，從何做起？不知病人發生了什麼事？該做哪些處置？……。）

2. 在處理「呼吸器病人突發呼吸窘迫」的過程中，您覺得最需要哪些醫療人員的協助？

（例如：醫師、護理師、放射師……。）

3. 如果有機會讓您再處理一次「呼吸器病人突發呼吸窘迫」相同情境時，您要如何改善自己的處置能力及最需要加強的地方為何？

■ 使用呼吸器病人突發呼吸窘迫之處理原則

■ 身體評估與肺機械力學（Lung mechanicus）的判讀

■ 呼吸器參數設定

■ 與醫療團隊人員溝通與討論

■ 動脈導管（A-line）採血（實習生）

■ ABG判讀、CxR判讀

■ 鑑別呼吸窘迫原因

四、教案評量與教學運用過程

雖為同一教案主題「呼吸器病人突發呼吸窘迫之評估與處置」，但因不一樣的訓練對象，如重症及綜合呼吸治療實習生（UGY）、PGY及2年以上呼吸治療師，會略有不同的教學目標（如前述）、評量架構與教學過程，分別敘述如下。

1. 教案產生及執行規劃過程

師資培育	共識會議	執行評量與教學
成立高擬真及 OSCE 小組（選組長）培訓 OSCE 教案寫作及考官的臨床教師	討論教案主題、目標及分配寫作題目 教案初稿討論→組內循環式交叉互審 教案定稿，組內再審核及訂定通過標準測試教案後，送臨床技能中心外部審核	訂定評量及訓練方式 執行後經檢討會議 再次修正教案並改善臨床教學與照護

2. 模擬教學訓練與評量環境準備（場景布置爲模擬內科加護病房，A-line抽血設備一實習生）

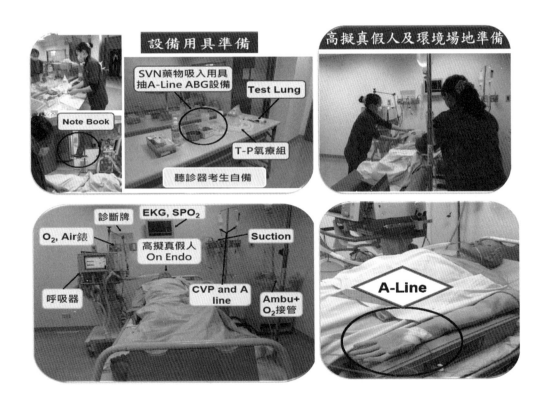

最後啟動控制高擬真假人情境的電腦系統並測試穩定性，以及準備總回饋及檢討場地。

3. 重症及綜合呼吸治療實習生（UGY）擬眞模擬訓練過程

　　每批實習第一天，讓學生經歷此教案之高擬眞模擬情境實境體驗訓練作爲前測（15分鐘），藉由教師即時回饋（2分鐘），並讓其寫下「模擬訓練之省思學習札記」（5-10分鐘），進行檢討式回顧反思，再經錄影總回饋（20-30分鐘），將情境中所學連結到臨床眞實狀況，予以概念化，輔助引導臨床學習，經5到10週實習，將學習成果運用至臨床實作，實習最後一天，再經歷同一教案（不同呼吸窘迫問題）演練爲後測（15分鐘），從中觀察專業技能進步程度，以此「模擬培訓學習理論」（Experiential Learning Cycles-Ed Batista）達到前述學習目標並分析訓練成果。

課程架構

1. 環境、教具及
學習目標介紹 (5-10分)

實習前後測為
不同「呼吸窘迫」問題

模擬培訓學習理論

2.7. 模擬情境操作
與評量 (15分)

施壓
Act

實作
Apply

反思
Reflect

概念化
Concept
ualize

將模擬訓練學習成果
運用至臨床實作

3. 即時回饋
(2分)

進行檢討式回顧自省
反思，以釐清可改善
下次經驗的學習目標

6. 臨床實作

4. 模擬訓練省思
學習札記(5-10分)

經5到10週
臨床實習

5. 錄影總回饋
(20-30分)

將情境中所學結合到臨床
真實情況，予以概念化，
輔助引導並強化臨床學習

學習 達到 目標

1. 能依「使用呼吸器病人突發呼吸窘迫之處理原則」，與護理師互動合作執行病人呼吸系統和生理參數的評估【身體評估與肺機械力學（Lung mechanicus）】，並立即做出初步判斷及處置。

2. 能針對初步判斷結果如氣胸(或單肺塌陷、支氣管瘈攣)等肺部狀況及呼吸問題，調整適當的呼吸器參數設定。

3. 能運用有效溝通模式(ISBAR)通知醫師病人呼吸窘迫問題，並與其討論相關之處理方法。

4. 能依醫囑正確執行A-line採血，並判讀分析ABG檢驗結果。

5. 能說出氣胸【或單肺塌陷、支氣管瘈攣(肺炎)】等CxR表徵，並正確判讀結果。

6. 能依相關檢查及評估結果，明確辨識病人呼吸窘迫問題之原因。

7. 能依辨識結果與醫師討論了解或建議，解決病人呼吸窘迫及肺部問題之治療方法。

訓練 成果

如「教學成效與經驗分享」中敘述

4. PGY及2年以上呼吸治療師OSCE評量訓練過程

安排本單位PGY及2年以上呼吸治療師共24位（其中有12位為臨床教師及12位為非臨床教師），於105年接受6站的OSCE，包含誘發性深呼吸訓練（Incentive spirometry）、動脈穿刺採血（Arterial blood gas）、定量噴霧吸入（Metered dose inhaler）、小容量噴霧吸入（Ssmall volume nebulizer）、氧氣及呼吸器相關技術操作評量（測驗時間每站8分鐘，立即回饋時間2分鐘），作為PGY通過二年訓練成果的評估，及讓2年以上呼吸治療師（尤其資深人員）有機會再次審視自己技能的正確性，透過檢討反思破除臨床照護盲點，並進行改善，而此教案為其中的第6站。

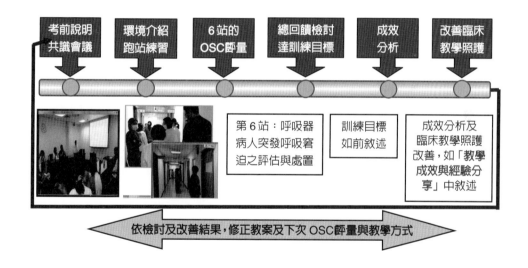

五、基本訓練設備與師資人力

場布為模擬內科加護病房，高擬真假人（ECS）模擬男性病人插氣管內管接著呼吸器，有CVP、A-line及SpO_2等監測。由三名資深臨床教師分別扮演劇情中醫師、護理師角色及擔任考官，擬真技師操作擬真假人系統。

11-2 情境設置

※ 告示牌（以呼吸治療師為例）

第___6___站

黃天送，75歲男性，
使用呼吸器輔助通氣
突然呼吸窘迫

註：實習生只有一站─高擬真站，告示牌內容同呼吸治療師。

※ 場景配置圖

1. 測驗站門口讀題區（以呼吸治療師為例）

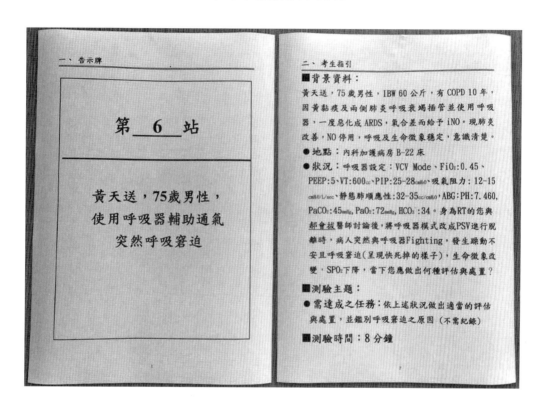

註：實習生的測驗站門口讀題區場景及內容同呼吸治療師，惟測驗時間不同。

2. 高擬眞假人設定10個情境步驟，其生理參數總歸爲「Normal、Desaturation、Stable」三種狀態（參數內容如相關檢查報告附件一）

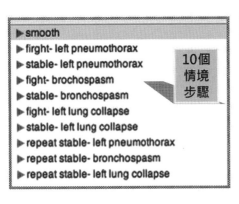
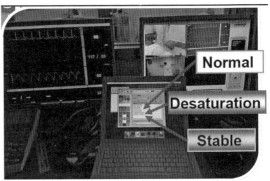

3. 使用Note book給考生提示評估相關之內容（詳細內容如相關檢查報告附件二）

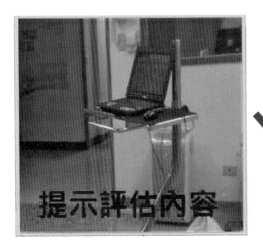
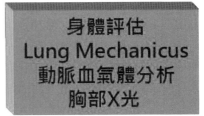

4. 總回饋及檢討場地

實習生（小場地）

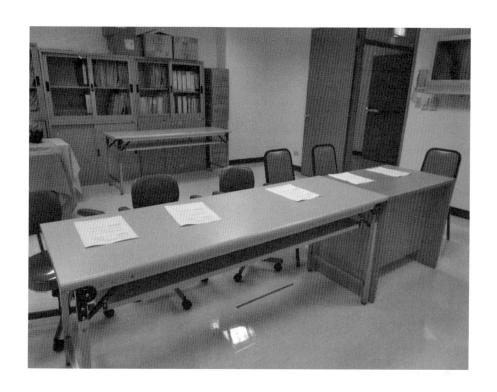

呼吸治療師（大場地）

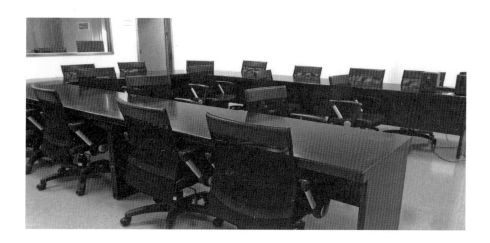

11-3 教案指引

一、考生指引

● 背景資料

　　黃天送，75歲男性，IBW 60公斤，有COPD 10年，因黃黏痰及兩側肺炎呼吸衰竭插管並使用呼吸器，一度惡化成ARDS，氧合差而給予iNO。現肺炎改善，NO停用，呼吸及生命徵象穩定，意識清楚。

■ 地點：內科加護病房B-22床。

■ 狀況：呼吸器設定：VCV Mode；FiO_2: 0.45；PEEP: 5；VT: 600 cc；PIP: 25～28cmH_2O；吸氣阻力：12～15cmH_2O/L/sec；靜態肺順應性：32～35cc/cmH_2O；ABG: PH: 7.460；$PaCO_2$: 45mmHg；PaO_2: 72mmHg；HCO_3^-: 34。身為RT的您，與郝會拔醫師討論後，將呼吸器模式改成PSV進行脫離時，病人突然與呼吸器Fighting，發生躁動不安且呼吸窘迫（呈現快死掉的樣子），生命徵象改變，SpO_2下降，當下您應做出何種評估與處置？

● 測驗主題：

■ 需達成之任務：依上述狀況做出適當的評估與處置，並鑑別呼吸窘迫之原因（不需記錄）。

● 測驗時間：實習生 15 分鐘、呼吸治療師 8 分鐘

二、考官指引

● 本題測驗目的

□病史詢問　■身體評估　■溝通技巧　■臨床處理與解決問題能力

■鑑別呼吸窘迫

● 操作型技術（實習生）

● 教學目標

1. 能依「使用呼吸器病人突發呼吸窘迫之處理原則」，與護理師互動合作執行病人呼吸系統和生理參數的評估【身體評估與肺機械力學（Lung mechanicus）判讀】，並立即做出初步判斷及處置。

2. 能針對初步判斷結果如氣胸（或單肺塌陷、支氣管痙攣）等肺部狀況及呼吸問題，調整適當的呼吸器參數設定。

3. 能運用有效溝通模式（ISBAR）通知醫師病人呼吸窘迫問題，並與其討論相關之處理方法。

4. 能依醫囑正確執行動脈導管（A-line）採血（實習生），並判讀分析動脈血氣體（ABG）檢驗結果。

5. 能說出氣胸【或單肺塌陷、支氣管痙攣（肺炎）】等胸部X光（CxR）表徵，並正確判讀結果。

6. 能依相關檢查及評估結果，明確辨識病人呼吸窘迫問題之原因。

7. 能依辨識結果與醫師討論了解或建議，解決病人呼吸窘迫及肺部問題之治療方法。

● 教學要點

1. 引導模擬臨床上病人使用呼吸器突然出現呼吸窘迫時的評估與處置原則。

2. 教導氣胸、單肺塌陷、支氣管痙攣（肺炎）等肺部問題之身體評估（視、聽、叩、觸），與Lung mechanicus不同的變化。

3. 如何依病人肺部狀況及呼吸問題調整適當的呼吸器參數，並實際設定演練。

4. 如何使用有效溝通模式（ISBAR）與醫療團隊人員溝通，並建立團隊精神。

5. 學習以動脈導管（A-line）採血方法抽取動脈血，執行動脈血氣體分析（實習生），並判讀結果。

6. 教導氣胸、單肺塌陷、支氣管痙攣（肺炎）等肺部問題之胸部X光（CxR）相關表徵及判讀要點。

7. 學習綜合相關檢查及評估結果，辨識病人呼吸窘迫原因【氣胸、單肺塌陷或支氣管痙攣（肺炎）】，並強化主動與醫師討論，了解解決問題之治療方法。

● 考官任務提示

1. 本考試目的在於為在職呼吸治療師臨床能力之最低標準把關，不在於鑑別優劣。

2. 評分心態是評分公平性之關鍵，評分時請保持專注。

3. **本題預期臨床呼吸治療重症及綜合實習生或呼吸治療師之平均表現為23分（實習生）、17分（呼吸治療師）（兩者評分表不同）（通過標準）。**

4. 請詳讀checklist項目、評分說明。

● **測驗場景：內科加護病房**

● **標準化病人基本資料**

黃天送、75歲男性，住新北市三芝區，臺灣人。IBW 60公斤，有COPD 10年，因黃黏痰及兩側肺炎呼吸衰竭插管並使用呼吸器，一度惡化成ARDS，氧合差而給予iNO。現肺炎改善，NO停用，呼吸及生命徵象穩定，意識清楚。考生將呼吸器模式改成PSV進行脫離時，病人突然與呼吸器Fighting，發生躁動不安且呼吸窘迫（呈現快死掉的樣子），生命徵象改變，SpO_2下降。

● **標準化病人起始姿勢**

　　高擬真假人（病人）半坐臥，有插氣管內管接著呼吸器。

● **道具及器材**

　　高擬真假人有插氣管內管（假人生理參數如相關檢查報告附件一）、呼吸器（Evita-4）、雙出口O_2流量表+Air表、Test lung、Ambu+O_2接管、抽痰用具、聽診器、SpO_2 probe、CVP+A line、 T-P氧療組、SVN吸入治療用具組+藥物（Atrovent、Ventolin、Combivent）+醫囑單、診斷牌、手圈、劇情人物標示牌（考官、標準醫生及護理師）、Note book（給考生提示之內容如相關檢查報告附件二）、「抽A-line ABG設備、隔離（紅色垃圾袋）與一般（白色垃圾袋）垃圾桶（實習生）」。

● **演出時間：實習生 15 分鐘、呼吸治療師 8 分鐘**

● **回饋時間：實習生和呼吸治療師皆 2 分鐘**

※ 相關檢查報告

附件一：高擬真假人生理參數

● **附註**

　1. □氣胸　　□單肺塌陷　　□支氣管痙攣——三種狀況，每位考生每　　次只考一種狀況。

　2. 假人生理參數變化依考生處理結果反應之。

● **氣胸（或單肺塌陷或支氣管痙攣）生理參數**

　1. Normal：BT: 37℃；HR: 90次／分；SR: 24次／分；BP: 120/70　　mmHg（約近）；SpO_2: 96%。（病人呼吸窘迫前之狀態）

2. Desaturation：BT: 37℃；HR: 150次／分；SR: 40次／分；BP: 80/50mmHg（約近）；SpO$_2$: 86%（<90%）。（當病人發生呼吸窘迫時之生理參數）

3. Stable：BT: 37℃；HR: 125次／分；SR: 32次／分；BP: 90/60 mmHg（約近）；SpO$_2$: 90%（約近）。（當考生有初步處理病人呼吸窘迫問題時，呈現此生理參數）

附件二：Note book──給考生提示之內容

● 附註

1. □氣胸 □單肺塌陷 □支氣管痙攣──三種狀況，每位考生每次只考一種狀況

2. 因此具高擬真假人（ECS）在氣胸、單肺塌陷及支氣管痙攣三種狀況的視、聽、叩、觸身體評估，及呼吸器Lung mechanicus之設定，無法細膩精確的反應出，故使用Note book給考生提示評估相關之內容，讓考生能正確判讀參數、鑑別呼吸窘迫原因，並做適當處理。

3. 提示內容之1-4項身體評估及第5項Lung mechanicus，由護理師與考生互動合作執行病人的評估，且考生有做此評估，考官才給「評估結果的答案」，第6項動脈血氣體分析及第7項胸部X光，則由標準化醫生與考生討論，引導考生判讀。

一、呼吸器病人突發呼吸窘迫之條件設定──左側肺氣胸

1. 身體評估──視診

● 躁動不安，呈現快死掉的樣子。

● 使用呼吸輔助肌及奇異呼吸的呼吸型態。

2. 身體評估——聽診

- Right side clear
- Left side diminish

3. 身體評估——叩診

- Right side resonance
- Left side hyperresonance

4. 身體評估——觸診

- 吸氣時，兩側胸部擴張不同步、不對稱
- 右側擴張良好，左側擴張差

5. Lung mechanicus

- PIP：>55 cmH$_2$O
- I R：$14\sim16$ cmH$_2$O/L/sec
- LSC：$9\sim13$ cc/cmH$_2$O

6. 動脈血氣體分析

- PH：7.266
- PaCO$_2$：80 mmHg
- PaO$_2$：64 mmHg
- HCO$_3^-$act：43.3
- HCO$_3^-$std：35.6
- BE：+13.5

7. 胸部X光

現在照 二天前照

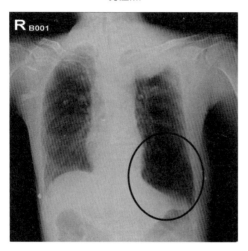 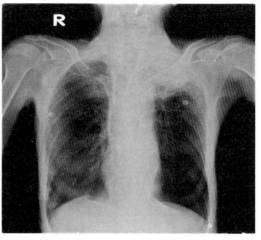

二、呼吸器病人突發呼吸窘迫之條件設定——左側肺塌陷

1. 身體評估——視診

● 躁動不安，呈現快死掉的樣子

● 使用呼吸輔助肌及奇異呼吸的呼吸型態

2. 身體評估——聽診

● Right side rhonchi

● Left side diminish

3. 身體評估——叩診

● Right side resonance

● Left side dullness

（左側橫膈膜往上移）

4. 身體評估——觸診

● 吸氣時，兩側胸部擴張不同步、不對稱

● 右側擴張良好，左側擴張差

5. Lung mechanicus

- PIP：>55 cmH$_2$O

- I R：$23\sim26$ cmH$_2$O/L/sec

- LSC：$15\sim18$ cc/cmH$_2$O

6. 動脈血氣體分析

- PH：7.266

- PaCO$_2$：80 mmHg

- PaO$_2$：64 mmHg

- HCO$_3^-$act：43.3

- HCO$_3^-$std：35.6

- BE：+13.5

7. 胸部X光

現在照　　　　　　　　　　　　二天前照

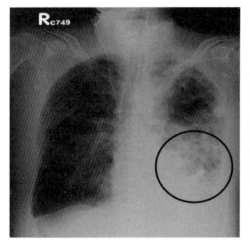 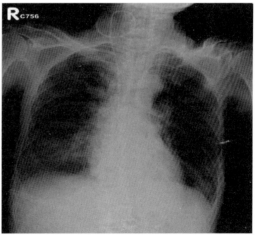

三、呼吸器病人突發呼吸窘迫之條件設定──支氣管痙攣

1. 身體評估──視診

- 躁動不安，呈現快死掉的樣子

- 使用呼吸輔助肌及奇異呼吸的呼吸型態

2. 身體評估──聽診

- Bilateral wheezing

  （吸氣和吐氣期聽到）

3. 身體評估──叩診

- Right side resonance

- Left side resonance

  （兩側橫膈膜稍下移）

4. 身體評估──觸診

- 吸氣時，兩側胸部擴張同步對稱、擴張程度正常

5. Lung mechanicus

- PIP：>55 cmH$_2$O

- I R：$28\sim32$ cmH$_2$O/L/sec

- LSC：$35\sim37$ cc/cmH$_2$O

6. 動脈血氣體分析

- PH：7.266

- PaCO$_2$：80 mmHg

- PaO$_2$：64 mmHg

- HCO$_3^-$act：43.3

- HCO$_3^-$std：35.6

- BE：+13.5

7. 胸部X光

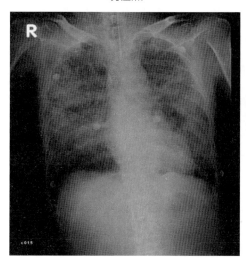
現在照

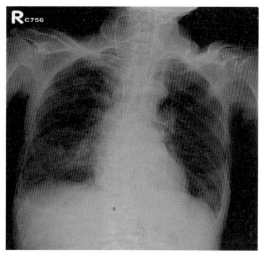
二天前照

三、高擬真假人、標準化醫師及護理師指引 (劇本)

考題說明

- 測驗任務：身體評估、溝通技巧、臨床處理與解決問題能力、鑑別呼吸窘迫、操作型技術（實習生）。
- 任務：

  1. 考前：依據劇本及共識影片，與訓練師試演至少一次，以確認演出之有效性。
  2. 劇本未提供之訊息，在不協助／不阻礙考生得分的原則下，可自行決定回應方式，考前請向工作人員參閱評分表，以了解演出之原則與底限。
  3. 考試時：心態請力持公平，不協助／不阻礙考生得分。
  4. 配合考生評估處理病人呼吸窘迫問題。

- 場景：內科加護病房。

- 起始姿勢：高擬真假人（病人）：半坐臥，有插氣管內管接著呼吸器。

- 標準化醫師：不在加護病房內，在外面一般病房處理其他病人，忙完後才回加護病房。

- 標準化護理師：站在病人床旁等待告知考生（實習生或呼吸治療師），幫病人Try weaning。

- 情緒：高擬真假人（病人）：與呼吸器Fighting、躁動不安且呼吸窘迫（呈現快死掉的樣子）。

  標準化醫師：急忙從一般病房趕回加護病房、緊張。

  標準化護理師：緊張。

- 表情、眼神：高擬真假人（病人）：意識雖清楚，但呼吸困難，呈現使用呼吸輔助肌及奇異呼吸（Paradoxical movement）情形，表情痛苦。

  標準化醫師及護理師：擔心。

- 肢體動作：高擬真假人（病人）：僵硬。

  標準化醫師及護理師：快速。

- 對話：高擬真假人（病人）：無法說話，只能眨眼示意。

  標準化醫師及護理師：音調微揚、節奏快流暢。

- 人員／道具：一名35歲女性標準化醫生及30歲女性標準化護理師、高擬真假人有插氣管內管（假人生理參數如相關檢查報告附件一）、呼吸器（Evita-4）、雙出口O_2流量表+Air表、Test lung、Ambu+O_2接管、抽痰用具、聽診器、SpO_2 probe、CVP+A line、T-P氧療組、SVN吸入治療用具組+藥物（Atrovent、Ventolin、Combivent）+醫囑單、診斷牌、手圈、劇情人物標示牌（考官、標

準醫生及護理師）、Note book（給考生提示之內容如相關檢查報告附件二）、「抽A-line ABG設備，及隔離（紅色垃圾袋）與一般（白色垃圾袋）垃圾桶（實習生）」。

- 演出時間：實習生15分鐘、呼吸治療師8分鐘
- 回饋時間：實習生和呼吸治療師皆2分鐘

回應考生原則

1. 主動表現態度。

2. 對於開放性問題，簡短回答，主要圍繞在「會什麼會這樣？我可以幫你什麼嗎？你要不要這樣做……」。

3. 對於封閉式問題：你可以回答「沒有」、「不知道」、「忘記了」、「不會」。

劇情摘要

情境模擬：

內科加護病房B-22床──黃天送先生，75歲、理想體重60公斤，有COPD 10年，因咳嗽有黃黏痰、呼吸喘、發燒及兩側肺炎入院。後因呼吸衰竭插管並使用呼吸器輔助通氣，曾一度惡化成ARDS，氧合差而給予一氧化氮（NO）吸入治療。經治療後，兩側肺炎改善，NO停用，病情及呼吸穩定，意識清楚，生命徵象：BT: 37℃、HR: 90次／分、SR: 24次／分、BP: 120/70 mmHg、SpO_2: 96%。呼吸器（Evita-4）設定：ACMV Mode；FiO_2: 0.45；PEEP: 5 cmH_2O；VT: 600cc；VR: 12次/分；TI: 1.1秒；Peak Inspiratory Pressure: 25～28 cmH_2O；Inspiratory Resistance: 12～15 cmH_2O/L/sec；Static Compliance: 32～35cc/cmH_2O；動脈血氣體分析結果：PH: 7.460；

PaCO$_2$: 45 mmHg；PaO$_2$: 72 mmHg；HCO$_3^-$: 34；BE: +3.0。考生（實習生或呼吸治療師）經過以上觀察評估後，主動建議郝會拔醫師脫離病人呼吸器，並在其醫囑下，進行脫離步驟。

模擬狀況

當考生（實習生或呼吸治療師）幫病人將呼吸器模式改成Partial support（PSV）mode時，病人突然與呼吸器Fighting，發生躁動不安且呼吸窘迫（呈現快死掉的樣子），觀察其呼吸型態，有使用呼吸輔助肌及奇異呼吸（Paradoxical movement）情形，生命徵象：BT: 37℃、HR: 150次／分、SR: 40次／分、BP: 80/50 mmHg、SpO$_2$: 86%。**考生（實習生或呼吸治療師）當下應做出何種評估與處置，並鑑別呼吸窘迫之原因？**

劇本對白例句

● 劇情對話（以「氣胸」為例）

主護護理師：「呼吸治療師（實習呼吸治療師)，MIB-22床——黃天送先生，剛剛郝會拔醫師有跟你討論，他覺得病人可以開始Try weaning，他希望先從Partial Support（PSV）開始，我先去隔壁床忙有事再叫我。」

呼吸治療師在確認醫令及辨識病人後，「將呼吸器設定改成Partial Support（PSV）模式」。此時病人突然與呼吸器Fighting，發生躁動不安且呼吸窘迫（使用呼吸輔助肌及奇異呼吸的呼吸型態，呈現快死掉的樣子）。

呼吸治療師：「黃天送先生，我是呼吸治療師，放輕鬆，不要緊張，不要用力，我正在幫您處理呼吸困難問題。」

　　呼吸治療師一邊安撫病人情緒，同時立即Disconnect呼吸器，並將Ambu接上氣管內管，以100% O_2 Ambu bagging，且呼叫護理師協助【如果考生未Call護理師幫忙，護理師則在生理參數開始改變後15秒（約SpO_2 90%時），以發現病人生理參數改變的狀況進入診間，配合考生評估處理病人呼吸窘迫問題】，按「使用呼吸器病人突發呼吸窘迫之處理原則」處置，並執行視、聽、叩、觸之身體評估（PE）、檢視生命徵象、SpO_2等生理參數及將呼吸器接上Test lung，檢查呼吸器有無問題（當考生有檢查呼吸器時，考官說：「呼吸器沒問題。」）。

　　執行上述步驟後，呼吸治療師試著接回呼吸器，依評估結果調整適當的呼吸器設定，測量觀察Lung mechanics參數【Inspiratory Resistance（IR）和Lung Static Compliance（LSC）等】之變化。

主護護理師：「你剛剛評估結果，病人是發生什麼事嗎？」

呼吸治療師：「可能是『左側有Pneumothorax』。」

主護護理師：「『Pneumothorax』喔！怎麼會這樣！現在怎麼辦！需要找醫師嗎？」

呼吸治療師：「好！Call醫師」（護理師將手機及電話號碼給呼吸治療師，請他自己Call醫師。）

呼吸治療師以ISBAR方式，電話通知郝會拔醫師……。

呼吸治療師：「郝會拔醫師你好！我是呼吸治療師xxx，MIB-22床——黃天送先生是Pneumonia ARDS病人，剛剛你交代要Try weaning，我在改成PSV時，病人突然發生呼吸窘迫與呼吸器Fighting情形，初步評估結果

『左側肺呼吸音比較小聲，叩診有Hyperresonance，
且吸氣時左側擴張比右側差，Lung mechanicus的變
化：Compliance變差，阻力沒什麼改變，比較像是
Pneumothorax』，現在Vital sign HR: 125、BP: 90/60
（約近）、SpO$_2$: 90%（約近）曾經有掉到90%以下，
經過初步處理及呼吸器調整後，呼吸仍喘到32下，你
能不能來看一下做進一步處理？」

郝會拔醫師：「我現在還不能馬上回去，你有沒有什麼建議？」

呼吸治療師：「可能需要抽一支ABG，急照一張CxR。」

郝會拔醫師：「好，就依你建議先幫病人抽一支ABG，我讓護理師
通知放射科馬上照一張CxR，請繼續注意病人狀況，我
會儘快回去處理，現在你把電話給護理師。」（如果
考生無法提出適當建議，請標準化醫師指示Order。）

郝會拔醫師：「護理師，MIB-22床——黃天送先生，我讓呼吸治療師
先抽一支ABG，請你馬上通知放射科急照一張CxR。」

主護護理師：「好。」

主護護理師：「呼吸治療師，現在病人好像比較穩定了，我去通知
放射科照CxR，這裡先麻煩你了。」

呼吸治療師：「好。」

主護護理師：「放射科，MIB-22床——黃天送先生現在要照
Protable。」

呼吸治療師確認醫令後，依醫囑執行動脈血氣體分析（實習生
進行A-line ABG採血，並由考官說：「ABG檢驗好了，檢驗動作省
略」，而臨床呼吸治療師（考生）則由考官說：「ABG抽好了並完

成檢驗，動脈採血及檢驗動作省略。」）（如實習生不會抽A-line ABG，則由考官說：「ABG臨床指導老師抽好了並完成檢驗」，讓情境能繼續進行），放射科也完成CxR的照攝，此時郝會拔醫師急忙趕回來看病人，呼吸治療師與其討論病情……。

郝會拔醫師：「呼吸治療師，你覺得病人的ABG報告，看起來有什麼問題？」

呼吸治療師：「有CO_2 retention、Respiratory acidosis情形，氧合也不理想，應該是Fighting、通氣不足、氣體交換差所造成，所以我有先將FiO_2調高。」

郝會拔醫師：「那CxR像是什麼問題？」

呼吸治療師：「CxR看起來『左側下肺透亮度增加比較黑，肺血管紋減少，且有Deep sulcus sign（Lateral costophrenic sulcus），像是Pneumothorax』，加上身體評估及Lung mechanics測量結果，應該是『左側Pneumothorax』造成病人Fighting和呼吸窘迫的主要原因，因為PIP高，所以我將VT和 PEEP稍微降低。」

郝會拔醫師：「對！是『左側的Pneumothorax』，護理師，我先做『Needle decompression』，然後準備幫病人『插Chest tube』。」

呼吸治療師：「郝醫師，等你『插上Chest tube』後，我再重新調整呼吸器參數的設定，Keep適當的ABG date。」

病人經過處置治療後，通氣、氧合及生命徵象等呼吸生理參數皆趨向穩定，漸漸恢復到原來狀態。

11-4 評分設計

※ 評分表（實習生）

■ 測驗項目：□病史詢問　■身體評估　■溝通技巧

　　■臨床處理與解決問題能力　■鑑別呼吸窘迫　■操作型技術

■ 測驗時間：15分鐘

■ 測驗考生：＿＿＿＿＿＿　准考證編號：＿＿＿＿＿＿

滿分：32 分

總得分：＿＿分

評分項目：（16項）	評量考生			
	2	1	0	
是否執行下列項目	完全做到	部分做到	沒有做到	註解
1. 洗手、戴手套、口罩（三項皆須完成）				
2. 核對醫囑、核對病人（至少兩種辨識法）				
3. 有自我介紹並安撫病人的情緒（囑其放鬆不要緊張，正在幫他處理呼吸困難問題……）				
4. Disconnect 呼吸器，並將 Ambu 接上氣管內管，以 100% O$_2$ Ambu bagging				
5. 執行快速的身體評估：視、聽、叩、觸（四項皆須完成）				
6. 檢查病人的生命徵象、SpO$_2$ 等生理參數與反應				
7. 執行抽痰動作，評估抽痰管通過氣管內管程度，檢查呼吸道的通暢性				
8. 將呼吸器接上 Test lung，檢查呼吸器有無問題				
9. 有依病人問題及狀況調整適當的呼吸器設定（如 Mode、FiO$_2$、PEEP、VT……）（□氣胸　□單肺塌陷　□支氣管痙攣）				
10. 有測量觀察 Lung mechanics 參數（IR 和 LSC 等）之變化				
11. 有用 ISBAR 溝通模式通知醫師病人呼吸窘迫問題，並討論處理方法				
12. 正確執行動脈導管（A-line）採血，進行動脈血氣體分析				
13. 正確判讀 ABG 報告（呼吸性或代謝性問題、氧合狀況）				
14. 配合病人身體評估及 Lung mechanics 測量結果，正確判讀 CxR 報告（鑑別呼吸窘迫的原因）				
15. 能具體描述所正確判讀的 CxR 結果之特徵				
16. 有正確處理病人單位、回歸用物及垃圾分類				

您認為考生整體表現如何？

整體表現	說明	差 1分	待加強 2分	普通 3分	良好 4分	優秀 5分
	評分					

評分考官簽名：＿＿＿＿＿＿＿＿＿＿＿

評分說明

1. 洗手、戴手套、口罩（三項皆須完成）

   ● 完全做到：洗手（可乾洗手）、戴手套、口罩，三項皆做到。

   ● 部分做到：上述三項僅做到二項。

   ● 沒有做到：上述皆未做到。

2. 核對醫囑、核對病人（至少兩種辨識法）

   ● 完全做到：核對醫囑、核對病人（至少兩種辨識法，如稱呼病人全名及核對病人手圈、出生年月日、病歷號碼等），二項皆做到。

   ● 部分做到：上述二項僅做到一項。

   ● 沒有做到：上述皆未做到。

3. 有自我介紹並安撫病人的情緒（囑其放鬆不要緊張，正在幫他處理呼吸困難問題……）

   ● 完全做到：有自我介紹並安撫病人的情緒，二項皆做到。

   ● 部分做到：上述二項僅做到一項。

   ● 沒有做到：上述皆未做到。

4. Disconnect呼吸器，並將Ambu接上氣管內管，以100% O_2 Ambu bagging

   ● 完全做到：有Disconnect呼吸器，並將Ambu接上氣管內管，以100% O_2 Ambu bagging。

● 部分做到：有Disconnect呼吸器，並將Ambu接上氣管內管，但沒有給100% O$_2$ Ambu bagging。

● 沒有做到：上述皆未做到。

5. 執行快速的身體評估：視、聽、叩、觸（四項皆須完成，是否隔衣評估非評分重點）

● 完全做到：視、聽、叩、觸，四項皆做到。

● 部分做到：上述四項至少做到二項。

● 沒有做到：上述皆未做到。

6. 檢查病人的生命徵象、SpO$_2$等生理參數與反應

● 完全做到：生命徵象、SpO$_2$等生理參數與反應，二項皆做到。

● 部分做到：上述二項僅做到一項。

● 沒有做到：上述皆未做到。

7. 執行抽痰動作，評估抽痰管通過氣管內管程度，檢查呼吸道的通暢性

● 完全做到：有正確執行抽痰動作，評估呼吸道的通暢性。

● 部分做到：有執行抽痰動作，評估呼吸道的通暢性，但抽痰動作不正確。

● 沒有做到：上述皆未做到。

8. 將呼吸器接上Test lung，檢查呼吸器有無問題

● 完全做到：有接上Test lung，檢查呼吸器有無問題。

● 部分做到：未接上Test lung，但有檢查呼吸器有無問題。

● 沒有做到：上述皆未做到。

9. 有依病人問題及狀況調整適當的呼吸器設定（如Mode、FiO$_2$、PEEP、VT……）（□氣胸　□單肺塌陷　□支氣管痙攣）

● 完全做到：呼吸器設定 —— Mode、FiO$_2$、PEEP、VT……，有

適當調整任何兩項以上。

● 部分做到：呼吸器設定-Mode、FiO_2、PEEP、VT……，有適當調整任何一項。

● 沒有做到：上述皆未做到。

10. 有測量觀察Lung mechanics參數【Inspiratory Resistance（IR）和Lung Static Compliance（LSC）等】之變化

● 完全做到：有測量觀察Lung mechanics之IR和LSC參數變化，二項皆做到。

● 部分做到：上述二項僅做到一項。

● 沒有做到：上述皆未做到。

11. 有用ISBAR溝通模式通知醫師病人呼吸窘迫問題，並討論處理方法

● 完全做到：有主動並完整使用ISBAR溝通模式通知醫師病人呼吸窘迫問題，並討論處理方法。

● 部分做到：由醫師引導被動或部分使用ISBAR溝通模式通知醫師病人呼吸窘迫問題，並討論處理方法。

● 沒有做到：上述皆未做到。

12. 正確執行動脈導管（A-line）採血，進行動脈血氣體分析

動脈導管（A-line）正確採血步驟：

⑴遵守無菌技術並正確消毒採血口。

⑵持續反抽回血到一般空針至少3cc為廢血，再用Heparin空針（BD ABG採血空針）抽取至少1.6cc的動脈血檢體，並排除空針內氣泡，套上塞蓋。

⑶正確開關3-Way方向，把動脈導管內的血液及採血口沖洗乾淨，將檢體立即送檢。

● 完全做到：正確採血步驟（並將檢體立即送檢），三項皆做到。

● 部分做到：上述三項僅做到二項。

● 沒有做到：上述皆未做到。

13. 正確判讀 ABG 報告（呼吸性或代謝性問題、氧合狀況）

● 完全做到：有正確判讀 ABG 報告——呼吸性或代謝性問題、氧合狀況，二項皆做到。

● 部分做到：上述二項僅做到一項。

● 沒有做到：上述皆未做到。

14. 配合病人身體評估及Lung mechanics測量結果，正確判讀CxR報告（鑑別呼吸窘迫的原因）

● 完全做到：有配合病人身體評估及Lung mechanics測量結果，正確判讀CxR報告（鑑別呼吸窘迫的原因）。

● 部分做到：有正確判讀CxR報告（鑑別呼吸窘迫的原因），但未配合病人身體評估及Lung mechanics測量結果。

● 沒有做到：上述皆未做到。

15. 能具體描述所正確判讀的CxR結果之特徵

● 完全做到：能主動具體描述所正確判讀的CxR結果之特徵。

● 部分做到：由醫師提點被動描述所正確判讀的CxR結果之特徵。

● 沒有做到：上述皆未做到。

16. 有正確處理病人單位、回歸用物及垃圾分類

● 完全做到：有正確處理病人單位、回歸用物及垃圾分類（有沾到病人分泌物或血液物品，丟紅色垃圾袋的隔離垃圾桶，空針及針頭丟專用回收桶，其餘丟白色垃圾袋的一般垃圾桶並做紙

類回收），三項皆做到。

● 部分做到：上述三項僅做到二項。

● 沒有做到：上述皆未做到。

※ 評分表（呼吸治療師）

■ 測驗項目：□病史詢問　■身體評估　■溝通技巧

　■臨床處理與解決問題能力　■鑑別呼吸窘迫

■ 測驗時間：8分鐘

■ 測驗考生：＿＿＿＿＿　准考證編號：＿＿＿＿＿

滿分：24 分

總得分：＿＿分

評分項目：（12 項）	評量考生			
	2	1	0	
是否執行下列項目	完全做到	部分做到	沒有做到	註解
1. 有自我介紹並安撫病人的情緒（囑其放鬆不要緊張，正在幫他處理呼吸困難問題……）				
2. Disconnect 呼吸器，並將 Ambu 接上氣管內管，以 100% O_2 Ambu bagging				
3. 執行快速的身體評估：視、聽、叩、觸（四項皆須完成）				
4. 檢查病人的生命徵象、SpO_2 等生理參數與反應				
5. 執行抽痰動作，評估抽痰管通過氣管內管程度，檢查呼吸道的通暢性				
6. 將呼吸器接上 Test lung，檢查呼吸器有無問題				
7. 有依病人問題及狀況調整適當的呼吸器設定（如 Mode、FiO_2、PEEP、VT……）（□氣胸　□單肺塌陷　□支氣管痙攣）				
8. 有測量觀察 Lung mechanics 參數（IR 和 LSC 等）之變化				
9. 有用 ISBAR 溝通模式通知醫師病人呼吸窘迫問題，並討論處理方法				
10. 正確判讀 ABG 報告（呼吸性或代謝性問題、氧合狀況）				
11. 配合病人身體評估及 Lung mechanics 測量結果，正確判讀 CxR 報告（鑑別呼吸窘迫的原因）				
12. 能具體描述所正確判讀的 CxR 結果之特徵				

您認為考生整體表現如何？

整體表現	說明	差 1分	待加強 2分	普通 3分	良好 4分	優秀 5分
	評分					

評分考官簽名：＿＿＿＿＿＿＿＿＿

評分說明：

1. 有自我介紹並安撫病人的情緒（囑其放鬆不要緊張，正在幫他處理呼吸困難問題……）

   ● 完全做到：有自我介紹並安撫病人的情緒，二項皆做到。

   ● 部分做到：上述二項僅做到一項。

   ● 沒有做到：上述皆未做到。

2. Disconnect呼吸器，並將Ambu接上氣管內管，以100% O_2 Ambu bagging

   ● 完全做到：有Disconnect呼吸器，並將Ambu接上氣管內管，以100% O_2 Ambu bagging。

   ● 部分做到：有Disconnect呼吸器，並將Ambu接上氣管內管，但沒有給100% O_2 Ambu bagging。

   ● 沒有做到：上述皆未做到。

3. 執行快速的身體評估：視、聽、叩、觸（四項皆須完成，是否隔衣評估非評分重點）

   ● 完全做到：視、聽、叩、觸，四項皆做到。

   ● 部分做到：上述四項至少做到二項。

   ● 沒有做到：上述皆未做到。

4. 檢查病人的生命徵象、SpO_2等生理參數與反應

   ● 完全做到：生命徵象、SpO_2等生理參數與反應，二項皆做到。

● 部分做到：上述二項僅做到一項。

● 沒有做到：上述皆未做到。

5. 執行抽痰動作，評估抽痰管通過氣管內管程度，檢查呼吸道的通
   暢性

   ● 完全做到：有正確執行抽痰動作，評估呼吸道的通暢性。

   ● 部分做到：有執行抽痰動作，評估呼吸道的通暢性，但抽痰動
     作不正確。

   ● 沒有做到：上述皆未做到。

6. 將呼吸器接上Test lung，檢查呼吸器有無問題

   ● 完全做到：有接上Test lung，檢查呼吸器有無問題。

   ● 部分做到：未接上Test lung，但有檢查呼吸器有無問題。

   ● 沒有做到：上述皆未做到。

7. 有依病人問題及狀況調整適當的呼吸器設定（如Mode、FiO_2、
   PEEP、VT……）（□氣胸　□單肺塌陷　□支氣管痙攣）

   ● 完全做到：呼吸器設定——Mode、FiO_2、PEEP、VT……，有
     適當調整任何兩項以上。

   ● 部分做到：呼吸器設定——Mode、FiO_2、PEEP、VT……，有
     適當調整任何一項。

   ● 沒有做到：上述皆未做到。

8. 有測量觀察Lung mechanics參數【Inspiratory Resistance（IR）和
   Lung Static Compliance（LSC）等】之變化

   ● 完全做到：有測量觀察Lung mechanics之IR和LSC參數變化，
     二項皆做到。

   ● 部分做到：上述二項僅做到一項。

   ● 沒有做到：上述皆未做到。

9. 有用ISBAR溝通模式通知醫師病人呼吸窘迫問題,並討論處理方法

   ● 完全做到:有主動並完整使用ISBAR溝通模式通知醫師病人呼吸窘迫問題,並討論處理方法。

   ● 部分做到:由醫師引導被動或部分使用ISBAR溝通模式通知醫師病人呼吸窘迫問題,並討論處理方法。

   ● 沒有做到:上述皆未做到。

10. 正確判讀 ABG 報告(呼吸性或代謝性問題、氧合狀況)

   ● 完全做到:有正確判讀 ABG 報告——呼吸性或代謝性問題、氧合狀況,二項皆做到。

   ● 部分做到:上述二項僅做到一項。

   ● 沒有做到:上述皆未做到。

11. 配合病人身體評估及Lung mechanics測量結果,正確判讀CxR報告(鑑別呼吸窘迫的原因)

   ● 完全做到:有配合病人身體評估及Lung mechanics測量結果,正確判讀CxR報告(鑑別呼吸窘迫的原因)。

   ● 部分做到:有正確判讀CxR報告(鑑別呼吸窘迫的原因),但未配合病人身體評估及Lung mechanics測量結果。

   ● 沒有做到:上述皆未做到。

12. 能具體描述所正確判讀的CxR結果之特徵

   ● 完全做到:能主動具體描述所正確判讀的CxR結果之特徵。

   ● 部分做到:由醫師提點,被動描述所正確判讀的CxR結果之特徵。

   ● 沒有做到:上述皆未做到。

11-5　教學成效與經驗分享

一、教學成效

1. 重症及綜合呼吸治療實習生（UGY）擬真模擬訓練成果

　　讓北部某兩所大學呼吸治療學系三、四年級重症與綜合呼吸照護42位實習生，接受「呼吸器病人突發呼吸窘迫之評估與處置」教案的高擬真情境模擬訓練（如前述之「模擬培訓學習理論」過程），並做學習滿意度調查。訓練的42位實習生，在模擬情境中重症技能皆有進步（前後測——總成績35分vs. 81分，$p<0.001$、項目完成率50% vs.88%，$p<0.001$及正確率21% vs. 75%，$p<0.001$），且其中後測為高分者（平均值以上）有70%其臨床實習成績亦為高分，顯示在高擬真情境中的技能表現，有「7成」能力可反映出其臨床專業知能表現程度（3成不能呈現的部分，推測為學習態度層面）。

　　同時學生認為此教學方式比傳統的筆試或單一技術評量更能身歷其境的互動（96%），有助於臨床呼吸器病人突發呼吸窘迫之評估與處置的學習（100%），不僅能引導臨床重症呼吸照護實習（96%），並可輔助臨床教學之不足（98%），有達到此試題的學習目標（98%），學習整體滿意度為98%。綜合以上呈現可重複練習的高擬真整合式模擬情境教學，能輔助重症呼吸照護技能之臨床學習。【註：訓練成果發表於台灣醫學教育學會105年度（10月22日）年會海報論文、教案設計教學模式發表於台灣醫事聯合臨床技能發展學會108年度（9月28日）年會海報論文——獲「優秀海報論文第二名」獎】。

　　另外我們以不同的高擬真情境教案「基礎呼吸照護評估與處理」，用同一套的「模擬培訓學習理論」過程，訓練不同的對象——

26位基礎呼吸照護實習生，得到與上述呼吸器教案相同面向的訓練結果【註：訓練成果發表於台灣醫學教育學會103年度（10月18日）年會海報論文、教案設計教學模式發表於台灣擬真醫學教育學會107年度（11月17日）年會海報論文——獲「教案設計類優等」獎】，表示此高擬真教案模擬培訓的教學模式是有效且可信的（有再現性）。

2. PGY 及 2 年以上呼吸治療師 OSCE 評量訓練成效

安排呼吸治療12位臨床教師及12位非臨床教師（含PGY學員）於105年11月21及25日分批接受6站的OSCE評量，並做學習滿意度調查。1至6站題目分別為誘發性深呼吸訓練及咳嗽衛教、動脈血穿刺採集、執行MDI評估與衛教、SVN藥物治療前的評估與醫師溝通、氧療設備（T-P/CPAP）組裝與臨床操作、呼吸器病人突發呼吸窘迫之評估與處置，第6站呼吸器為高擬真站【註：此教案獲得台灣醫學教育學會106年度OSCE優良教案甄選——非醫師職類第一名】。評量訓練成效分析及臨床教學與照護改善結果分述如下。

(1) PGY 學員個人第 6 站和全體 1 到 6 站成效分析及改善結果

其中一PGY學員，曾於105年6月18日PGY第二階段結束後考過第6站「呼吸器病人突發呼吸窘迫之評估與處置」題目，分數為「63分」（單肺塌陷），當時立即回饋後分數為「93分」（支氣管痙攣），再經過近半年之臨床訓練，於105年11月25日二年PGY將結束，再考一次分數為「100分」（氣胸），三次的呼吸窘迫問題皆不同。結果顯示經教學回饋及高擬真模擬情境反覆練習，可增進技能學習與臨床處理能力。

依總成績及通過比率將6站OSCE由高至低排名次（第6站「呼吸器病人突發呼吸窘迫之評估與處置」為第4名），並針對成績最不理

想的最後兩名——第一站的「誘發性深呼吸訓練及咳嗽衛教」和第三站的「執行MDI評估與衛教」，透過品質改善小組運用衛教影片（第一站，持續最大深呼吸與深呼吸咳嗽兩部影片）及傳統簡報授課方式（第三站），進行衛教完整性之改善專案，以促進臨床呼吸照護品質，結果技能評量較改善前分別提升了27.1分和16.1分，亦同時發現運用多媒體影片教學改善衛教完整性的成效，優於傳統簡報授課方式【註：改善成果發表於台灣呼吸治療學會108年度（4月13日）年會海報論文】。

(2) 臨床教師在臨床教學技能與專業技術能力之差異分析及改善

　　12位呼吸治療臨床教師（平均工作年資19.2年；教學年資13.4年）接受6站的OSCE中，將第1及2站改成客觀結構式教學測驗（Objective Structured Teaching Examination, OSTE）——臨床誘發性深呼吸訓練回饋教學及動脈穿刺採血技術教學，與第3-6站共4站OSCE評量分析比較，其在臨床教學技能與專業技術能力之差異。2站OSTE與4站OSCE測試結果分別為平均分數（65分vs.79分，$p<0.01$）及通過比率（50% vs.85%，$p<0.01$），OSCE皆顯著高於OSTE。而其中OSTE在第一站（回饋教學）與第二站（技術教學）測試結果，亦分別為平均分數（58分vs.72分，$p=0.052$）及通過比率（25%vs.75%，$p<0.05$），第二站也皆有高於第一站的趨勢。12位考生認為，評量內容來自平日所學或工作內容（90%），教案學習具有實用性（92%），有助於臨床教學（75%）及工作（83%），平均學習滿意度為83%。

　　分析改善：臨床教師的教學技能（回饋與技術教學）表現，明顯比專業技術操作差，而回饋教學能力又比技術教學差。依此加強師資培育，先後安排「一分鐘教學法」與「回饋教學技巧」於呼吸治療臨床教學之應用兩門課程訓練，以促進臨床教學品質，授課整體滿意度

為92%，且認為對臨床教學與回饋能力有幫助（92%與86%）【註：先後差異分析及改善成果，分別發表於2018年歐洲醫學教育學會（The Association for Medical Education in Europe, AMEE）年會及台灣呼吸治療學會108年度（4月13日）年會海報論文】。

(3) 由臨床教師與非臨床教師 OSCE 評量比較結果，反觀「畢業後二年期新進呼吸治療師訓練」十年執行成效

比較12位呼吸治療臨床教師【平均工作年資19.2年；教學年資13.4年；只有1位（8%）受過PGY訓練】及12位非臨床教師【平均工作年資5.8年；共有11位（92%）受過PGY訓練】，第3-6站共4站的OSCE評量結果，以綜觀分析PGY訓練成效。臨床教師與非臨床教師在考官及SP（標準病人）評分結果，分別為平均分數（79分vs.80分及85分vs.87分）及通過比率（85%vs.88%及90%vs.92%），後者皆一致的未顯著高於臨床教師。而在整體表現考官認為，臨床教師表現在良好至優秀者（80%），多於非臨床教師（65%）（5級分），但SP卻認為，非臨床教師表現優良者（65%）高於臨床教師（58%）（4級分）。24位考生認為，評量內容來自平日所學或工作內容（96%），教案學習具有實用性（88%），有助於臨床工作（79%），對SP演出專業滿意度為83%。

不管考官或SP評分，有受過計畫性PGY專業訓練的非臨床教師於臨床技能的表現，已達到與資深臨床教師一樣的水平。而考官與SP在整體表現有不同看法，經由滿意度分析原因，考官認為臨床教師處理病人專業的穩定度較成熟具歷練，對其整體表現滿意度較高（差14.29%），在SP感受非臨床教師應對病人態度上的耐心度較親和，且具熱忱，對其整體表現滿意度較高（差14.00%），這些結果也符合臨床觀察現象。

　　本院自96年7月執行「畢業後二年期新進呼吸治療師」訓練計畫至105年11月已有十年，由資深臨床教師以豐富的臨床經驗教導PGY，而PGY經過規範化有制度的訓練歷程，學習成為一位與前者同等能力的臨床工作者，確保照護品質，已彰顯教育傳承的重要，更顯示了教補計畫在PGY教學深耕的成效【註：執行成效發表於台灣醫學教育學會107年度（11月03日）年會海報論文】。

二、教學經驗分享

1. 在實習生

　　前測時常見到學生的表現慌張失措、手忙腳亂，只想著心中的技術，無法兼顧病人，甚至有的人恐慌到一步也無法邁出，必須藉由標準護理師及醫師的引導協助，才能走入情境。他們在「模擬訓練之省思學習札記」中，最常寫到的感想為：「面對病人緊急的呼吸困難非常緊張，腦筋一片空白，很想幫助病人，卻發現學校所學使用不出來，害怕病人死在自己手上，而感到挫折。所以回去要好好再複習學校所學，且臨床實習時要認真聽老師的教導」，但是經過試後的立即回饋與錄影總檢討，達到輔助引導臨床學習效果。在實習結束的後測，他們不僅看到自己在情境中技能的進步，也找回處理此病人的信心，並且能扮演考官，為下一位測試的同學做立即回饋，從中再次獲得反思。此高擬真模擬教案訓練，藉由前測讓學生知道自己的不足以強化臨床學習，再以後測的完成度作為下一階段實習或將來臨床職場改善的方向。如果說在前測他們是會哭的情緒，那在後測則是會笑的心情，如果說在前測他們眼中無病人，只有心中的技術，那在後測不僅眼中有病人，心中有技術，處理病人的雙手更是有溫度。

2. 在呼吸治療師

　　PGY學員個人在「呼吸器病人突發呼吸窘迫之評估與處置」高擬真模擬教案之訓練結果，與實習生的前後測一樣，皆顯示了可重複練習的高擬真整合式情境模擬教案設計訓練加上教學回饋，能增進技能學習與臨床處理能力。而將此高擬真模擬教案用在6站OSCE評量當中，除能得知教導實習生的呼吸治療師們在此技能表現程度，並能針對成績最差的兩站進行臨床改善，以提升照護品質。

　　而透過OSTE與OSCE評量，可看出呼吸治療臨床教師教學技能與專業技術操作能力是有差異的，爲減少教師們「只會做技術而不會教學」，加強並落實臨床教師教學能力的培訓與提升是必要且重要的，尤其是回饋、溝通教學技能。往昔以PGY學員完成「二年期呼吸治療師訓練計畫」及「學習護照」內容且通過多元評量，作爲訓練成果，現在藉由資深的臨床教師與非臨床教師，在OSCE評量差異結果，更能深入分析呈現PGY訓練成效。並且在此次OSTE與OSCE評量經檢討後修正教案，作爲往後新臨床教師與PGY學員二年訓練結束時常規的OSTE與OSCE評量。

　　雖然高擬真OSCE評量與教學比起傳統的單一技術或筆試方式，需耗費較高的設備及人力成本，教學準備過程也耗時費力，更要克服模擬病人設備的限制，但是依上述教學成效，促使我們仍然持續進行此教學模式，因爲今日的學生是明日的醫療照護者，而今日的老師未來可能會成爲他們的病人，這就是教學使命。更重要的是，希望透過高擬真教學，達到「與其處理問題之後，不若模擬於情境之先，防患未然之效」。

參考文獻

1. 彭瑞鵬、盧崇正等著（1993），機械通氣輔助，九州圖書，第四章呼吸衰竭第81-96頁。

2. Experiential Learning Cycles, www.edbatista.com/2007/10/experiential.html

3. Susan P. Pilbeam (1998). *Mechanical Ventilation*, Mobsy.Part4 Patient Management in Mechanical Ventilation-15 Problem Solving and Troubleshooting, p.305-320.

4. 劉禹葶譯（2012），貝氏身體檢查指引，合記圖書，第二篇第七章胸腔與肺部，第241-265頁。

國家圖書館出版品預行編目（CIP）資料

進階擬真教學之應用與實務/李玉霞等著；葉宏
一，吳懿哲，劉家源主編. -- 初版. -- 臺北
市：五南圖書出版股份有限公司, 2023.06
　　面；　公分
ISBN 978-626-366-107-3 (平裝)
1.CST: 重症醫學 2.CST: 職業訓練
415　　　　　　　　　　　112007472

4J41

進階擬眞教學之應用與實務

出 版 者 ― 台灣基督長老教會馬偕醫療財團法人馬偕紀念醫院

總 校 閱 ― 劉建良

主　　編 ― 葉宏一、吳懿哲、劉家源

作　　者 ― 李玉霞、李俊偉、林慶忠、高宗瑋、陳席軒、陳昭賢
　　　　　　張雅惠、程素玲、黃敦頌、劉家源、簡世杰、羅惠群
　　　　　　（依作者姓名筆畫排序）

執行編輯 ― 王俐文、金明芬

封面設計 ― 陳亭瑋

發 行 者 ― 台灣基督長老教會馬偕醫療財團法人馬偕紀念醫院

總 經 銷 ― 五南圖書出版股份有限公司

地　　址：106台北市大安區和平東路二段339號4樓

電　　話：(02) 2705-5066

傳　　真：(02) 2706-6100

網　　址：https://www.wunan.com.tw

電子郵件：wunan@wunan.com.tw

劃撥帳號：01068953

戶　　名：五南圖書出版股份有限公司

法律顧問　林勝安律師

出版日期　2023年6月初版一刷

定　　價　新臺幣800元